彭温雅的中医养生术

二十四节气养生书

彭温雅 著

海南出版社

·海口·

二十四节气养生书

彭温雅著

本书中文简体字版权由台湾商务印书馆股份有限公司授予海南出版社有限公司发行。
非经书面同意，不得以任何形式，任意重制转载，本著作物简体字版仅限中国大陆地
区发行。

版权合同登记号： 图字： 30-2020-070 号

图书在版编目（CIP）数据

二十四节气养生书 / 彭温雅著 . —— 海口：海南出
版社，2021.5（2023.9 重印）

（彭温雅的中医养生术 / 彭温雅主编）

ISBN 978-7-5443-9717-9

Ⅰ . ①二… Ⅱ . ①彭… Ⅲ . ①二十四节气 – 关系 – 养
生（中医）Ⅳ . ① R212

中国版本图书馆 CIP 数据核字 (2020) 第 247556 号

二十四节气养生书
ERSHISI JIEQI YANGSHENG SHU

作　　者：彭温雅
出 品 人：王景霞
责任编辑：张　雪
执行编辑：高婷婷
封面设计：MM末末美书　QQ:974364105
责任印制：杨　程
印刷装订：北京兰星球彩色印刷有限公司
读者服务：唐雪飞
出版发行：海南出版社
总社地址：海口市金盘开发区建设三横路 2 号　　邮编：　570216
北京地址：北京市朝阳区黄厂路 3 号院 7 号楼 101 室
电　　话：0898-66812392　010-87336670
电子邮箱：hnbook@263.net
经　　销：全国新华书店
版　　次：2021 年 5 月第 1 版
印　　次：2023 年 9 月第 2 次印刷
开　　本：787mm×1092mm　1/16
印　　张：18.5
字　　数：200 千字
书　　号：ISBN 978-7-5443-9717-9
定　　价：68.00 元

作者序

节　气

二十四节气是中国古代订立的一种历法，用来指导春耕、夏耘、秋收、冬藏等农事，也是生活起居不可或缺的准则。节气是以太阳在黄道上所处的位置来确定的，同时也反映了太阳的周期性运动。从中医的角度而言，体质包括先天遗传及后天获得，是在发育过程中受到外界环境影响而形成的身体特色。后天因素中占主导地位的是季节，四季的寒、热、温、凉变化时时影响着人的体质，所以随着二十四节气反映的季节更替，人体也顺应着表现出不同的身体状况；寒、热、虚、实不同体质的人，随着大自然的循环，也表现出不一样的生理状态。如何改变不良的体质，是大家都应该关心的问题。体质并非一成不变，即使在同一个环境中，只要修正我们的生活态度，采取积极的养生方式，一样能修正原本体质上的偏颇，达到养生保健的效果。人体只有顺应四时生长收藏的规律养生，才能增强五脏六腑的适应能力，达到内外环境的统一和健康长寿的目的。

中医体质学主要是根据中医学的阴阳五行、脏腑、精气、血液、津液等基本理论，来确定人群中不同个体的体质差异性。本书是以阴阳学说，从生理功能特点对体质加以分类的，反映的是一种在非疾病状态下，原已存在的个体特异性。一般体质可分为寒、热、虚、实四种。偏寒体质，表示身体机能代谢活动均比较缓慢，抵抗力弱、体温偏低、手脚常冰冷、脸色苍白；偏热体质，表示身体机能代谢过度，易兴奋紧张、常口干舌燥、嗜喝冷饮、身体容易上火发炎；偏虚体质则元气不足，对病毒的抵抗力减弱、免疫力差、体虚盗汗、精神不济、倦怠无力；偏实体质的人排毒功能比较差，排便、排尿、排汗均有障碍，内脏有积热，体力充沛而无汗，精神亢奋，易烦躁，经常便秘，尿量不多。

此外，也应该重视年龄、性别、生活条件、地理环境等因素造成的体质差异。一般小儿属"稚阴稚阳"的体质，饮食以平和为主；老年人大多肾气已衰、中气虚乏，多属虚性体质；而女性以肝为先天而血常不足，也多属虚性体质。原则上，寒性体质适合吃温、热性食物，热性体质适合吃凉、寒性食物，虚性体质适合吃滋补性食物，实性体质适合吃泻性食物。

顺应时节的养生，除了要配合自然环境、气候现象等外在因素，还要依个别体质差异进行合理的精神、起居、饮食等调养，更要了解区别个别体质差异的重要性。由于人体禀赋于先天，又受制于后天诸多因素，在生长发育及衰老的过程中，形成了不同的生理的、心理的相对稳定的状态，而这种特征往往又决定身体对于某种疾病的易感性及疾病发展过程的倾向性。因此养生要依个别体质进行，不可一视同仁，一概而论。

为本书写序时，全球正处于新冠疫情的风暴之中，各国确诊人数及死亡人数不断攀升。面对如此来势汹汹的病毒肆虐，西医方面积极研发相关疫苗，中医也通过辨证论治，治疗许多确诊病例，同时疗效也获得官方认证肯定。在气候变迁下，随着节气保养身体，依个别体质选择最适合自身的当令食材来强壮自身的体质，不论外在环境怎么变化，都不怕病邪的侵犯。这种尊重大自然的态度、敬天顺时的生活智慧，是中医养生非常实用的生活经验，也是养生保健非常有效的方法。

目 录

第三章 穴位按摩养生法，春夏秋冬都健康 233

第一章　药食同源，
食补更胜于药补

取法于四时节令，顺时养生

永葆青春、延年益寿，一直都是大家追求的目标。中医认为，人体的五脏六腑各有其负责的领域，如果它们平时能各司其职，好好发挥各自的功能，身体自然就会处于和谐的状况。西医也认为，人的身体好比一部机器，"零件"有使用期限，通过适当的检查与定期保养，能让身体这部"机器"运转得更好、更顺畅。因此，不论中医还是西医，对于人类健康的追求与努力都是一致的。

中医精于调理

中医认为，药食同源，食补更胜于药补。我们的祖先自古就懂得用食物搭配中药材，制作美味又具有滋补效果的药膳来补养身体。中医养生的精髓就在于取法于四时节令，选用当令当季的新鲜食材，顺食养生。如果说西医精于治病，那么中医则精于调理。中医的养生智慧是潜藏在日常生活中的生活医学，不仅值得玩味，更值得身体力行、亲身感受。

西医注重预防及筛检

西医如今是主流医学，它对各种疾病的预防建议是：以流行病学调查为基础，通过科学方法进行研究分析，筛选出最有可能的危险因子，再针对得到的危险因子制定精确的预防方案。以癌症的预防及筛检为例，针对不同的癌症，西医有不同的筛检方法。例如：针对乳腺癌通常采用乳房 B 超检查、乳房 X 射线检查；针对大肠癌基本采用粪便潜血检查、大肠内视镜检查；针对子宫颈癌采用子宫颈抹片检查；针对肝癌采用肝脏 B 超检查。这些措施对于预防疾病非常重要且有效。

西医已经可以精准监测细胞变化

西医非常注重体内的微细变化，它对疾病的治疗不只探讨人体的变化，更着重于器官或组织的变化，甚至还关注细胞及分子的改变。比如我们经常听说的"自由基"，它就属于分子层级。自由基在生命活动的过程中随时都在产生，虽然生命需要自由基的参与，但如果自由基超量，就会影响健康，导致疾病，如引发肿瘤、心脑血管疾病。

中医重体质的虚实及阴阳

人类栖息于大自然，在与大自然的互动中，我们的先人积累了丰富的医学经验，这些实践经验进而逐步演化为和"天""地""人""四季"等息息相关的经验医学。中医与西医不同，其核心理论源自"天人合一""五运六气""阴阳气血""相生相克"等中医传统思想。以养生为例，中医认为人的生命，外为有形的形体，内含无形的元神，而"气"流动于内外之间。因此，中医养生特别重视"精""气""神"的平衡与调理。"精"是人体内的精华物质，利用"虚则补之、实则泻之"的原理，借食物进行调养，以增强人体的精气达到调和人体阴阳的目的。如果体质虚寒，要多吃能补养阳气的羊肉；如果体质气虚，容易疲倦，要多吃能够补气的人参、黄芪；如果体质阳虚，容易手脚冰冷，要多吃点温阳的肉桂、干姜等食物。

不同脏腑"气"的功能不同

中医认为，"气"是一种无形的能量，是人体能量的基本来源。不同的脏腑有不同的"气"，也有不同的特性。例如：食物的消化及吸收，跟脾胃之气相关，但脾气"主升清"，具有将水谷精微物质往上输送的特性；而胃气"主降浊"，具有将食物残渣往下输送的特性。同一个脏腑，气的表现方式也不尽相同。例如：肺气是"一出一入"的特性，包括吸入的新鲜氧气和呼出的二氧化碳。

养生的关键在于"脑神"健全

"元神"是人体生命的主宰，是无形的。中医养生最重视养神。《寿世保元》有这样的句子："惜气存精更养神，少思寡欲勿劳心。"养生的关键不外乎精盈、气充、神全，只有脑神健全，才能主宰生命活动，协调五脏六腑，使身体处于真正阴阳调和的状态。

中西医病理大不相同

中医与西医的理论基础截然不同，如果说西医是极致精密的微观医学，那么中医则是广大的宏观医学。两者判断疾病的方式和诊断工具不同，治疗的方法和原则不同，处方用药及思考逻辑也不同。在 200 年前还是清朝时，中西医之间便开始寻找彼此可接受的共识，但遗憾的是，至今仍未找到较具体的可被接受的中西医结合方向。

中医真正珍贵之处在于，其累积了几千年的临床经验，值得从科学的角度去一一发掘及验证。

第一章

认识自己的体质，吃正确的食物

常常听老一辈的人说："女性千万不能吃冰，否则容易痛经或出现白带异常。"也常常听营养专家说："吃生的蔬果才能完整保存食物的营养。"日本养生专家也有这样的说法："生食、寒食容易导致人体体温降低，引起身体老化，甚至癌变。体温每下降1℃，免疫力下降至少30%。"如此苦口婆心的养生建议比比皆是，但有时它们会互相抵触，让有心想要养生的人无所适从，而且似乎越听越迷糊。其实，解决这一困惑的关键就在于认清自己的体质。

不同体质选择不同的养生观念

体质是什么？中医认为，体质是受先天遗传及后天因素双重影响而产生的特定身体表现。上文说的营养专家是通过观察以大量肉类为主食的族群后给出的营养建议，这个族群的人大多体质偏燥热，所以营养专家会建议多摄取新鲜蔬果来平衡燥性。日本养生专家观察的族群多以寿司等偏凉的食材为主食，因此他们会特别提醒大家要注意体温与免疫力的关系。中医一般通过观察及实证来判定人体的不同体质，然后给出相应的建议。所以，以上建议都没错，但是都有前提——必须在特定体质下，这样的养生建议才能达到保健效果。

中医辨证不同体质的特性

中医看待人体，会以相对的观念进行症状分类，例如寒与热相对、虚与实相对、表与里相对、阴与阳相对，形成所谓"八纲辨证"。在此基础上，将同样属于虚的体质，进一步细分为阴虚、阳虚、气虚、血虚等，再加上脏腑的定位，就是熟知的肾阳虚、肝血虚等。如果同时兼具两个脏腑的表现，就出现了脾肺气虚、肝脾血虚等。层层分类其实是清清楚楚，有其脉络可循的。

中医根据阴阳五行、脏腑气血、气血津液等基本理论来确定不同体质的差异。非疾病的状态下，体质一般分为寒、热、虚、实四种。

认识寒性体质

寒性体质反映出身体基本代谢机能衰退、抵抗力弱，表现为体温偏低、怕冷贪热、经常手脚冰冷、脸色苍白、精神不佳，同时小便量多且颜色偏淡，经常腹痛、腹泻，女性常月经延迟。

认识热性体质

热性体质反映身体基本代谢机能过度，腺体及内分泌功能亢进，表现为容易紧张兴奋、经常口干舌燥、怕热贪凉、眼睛充血、身体容易上火发炎，小便量少且颜色偏黄，经常便秘、犯痔疮，女性月经经常提早。

虚实体质的差异

"虚实"指的是身体正气与邪气的盛衰。虚性体质代表维持身体基本生理功能的能量偏虚弱，虽然排尿、排便、排汗功能仍然正常，但元气不足，对病毒的抵抗力偏弱，免疫力差，容易盗汗、倦怠无力，同时掌心常湿且脸色容易苍白。实性体质指的是体内邪气较旺盛的状态，同时身体的排毒功能较差，排尿、排便、排汗功能均有障碍，体内容易积热，容易烦躁，经常便秘。

身体表现出的体质类型你属于哪种

中医通常以身体表现作为判定基本体质的依据，尤其是大便的状况。口干舌燥的情况，通常会被归类到热性体质，但是如果一喝冷饮，就开始拉肚子或白带增多，便可判断这样的口干舌燥其实属于虚证，也就是虚热证，中医称其为"阴虚火旺"。中医经常说，阴虚的体质，体内总是有一把小火苗，火势不大，但是因为体内的津液不足，所以还会有热象，这与实热体质的口干舌燥并且舌红易渴，喜喝冷饮，经常便秘的表现截然不同。

中医将常见的体质分为寒、热、虚、实四大类，也十分贴近一般人群的体质证型。

而这常见的四种体质又可分为六型：阴虚体质、阳虚体质、气虚体质、血虚体质、痰湿体质、痰瘀体质。对中医养生有兴趣的人，可以先试着对自身基本体质做个初步判定。需要注意的是，一个人同时合并两种以上的体质，是很常见的情况。

寒性体质与二十四节气养生对照

季节	节气	养生建议
春	立春	过敏的高峰时间，谨防过敏。
	雨水	阴雨绵绵，呼吸道容易出现问题。
	惊蛰	天气回暖，皮肤容易瘙痒。
	春分	手脚冰冷，建议多按摩四肢末梢。
	清明	身体代谢慢，抵抗力弱。
	谷雨	湿邪容易引起疼痛。
夏	立夏	容易疲劳、失眠。
	小满	空气湿度增大，易犯湿邪。
	芒种	春夏养阳，冬病夏治。
	夏至	阳气旺盛，调养体质好时机。
	小暑	当心陈寒未去，又添新寒。
	大暑	避免过食、贪凉。
秋	立秋	立秋之日凉风至，但暑热未尽。
	处暑	由热转凉的交替时期，阳气逐渐衰退。
	白露	白露身不露，以免着凉泻肚。
	秋分	寒湿困脾，应固护脾阳、健脾益胃。
	寒露	脚不露，预防寒从足生。
	霜降	十个胃病九个寒，注意肠胃保暖。
冬	立冬	寒为阴邪，常伤阳气，需藏养阳气。
	小雪	头为诸阳之汇，需注意头颈保暖。
	大雪	天寒地冻，关节容易不舒服。
	冬至	阴极之至，阳气始生，把握冬藏。
	小寒	小寒肠道保卫战。
	大寒	寒为主气，注意腰腿关节保暖。

第一章

热性体质与二十四节气养生对照

季节	节气	养生建议
春	立春	容易疲倦，要预防头晕。
	雨水	又湿又热的情况容易导致皮肤过敏。
	惊蛰	气候不稳定，情绪易怒。
	春分	气温变化大，容易烦躁、咳血。
	清明	容易受泌尿系统发炎困扰。
	谷雨	肝阳旺盛，湿热互结，易出现白带异常。
夏	立夏	养护心脏，拍打腋下养生。
	小满	空气湿度增高，易犯湿邪。
	芒种	湿热交困，容易四肢沉重。
	夏至	阳气升发，心静自然凉。
	小暑	小暑天热，容易"上蒸下煮"。
	大暑	大暑大热，避免"火上浇油"。
秋	立秋	预防燥邪，保持身体水分平衡。
	处暑	暑气结束，宜克制情绪、冷静对待。
	白露	气温开始下降，有利肺气肃降。
	秋分	使志安宁，以缓秋刑。
	寒露	燥伤阴液，朝朝盐水，晚晚蜜汤。
	霜降	进入深秋，阴气大盛，情绪易波动。
冬	立冬	立冬补冬，清淡为主。
	小雪	静则神藏，燥则消亡。
	大雪	燥邪当令，容易引起虚火上炎。
	冬至	阴阳转化时期，血压容易波动。
	小寒	寒则血凝，容易引起四肢末梢僵硬。
	大寒	大寒冷冻成团，避免腠理大开。

虚性体质与二十四节气养生对照

季节	节气	养生建议
春	立春	要保养呼吸系统，预防感冒。
	雨水	花粉症多发的季节，注意预防过敏。
	惊蛰	容易疲倦劳累、精神不济。
	春分	易感外邪，肝气犯肺易咳嗽。
	清明	肝气旺盛，容易肠胃不适。
	谷雨	细雨绵绵，容易反复过敏。
夏	立夏	温度攀升，饮食以养胃优先。
	小满	体内虚火与外界湿热相互影响。
	芒种	诸气皆属肺，容易昏沉无力。
	夏至	阳气最盛，应养阴固肾。
	小暑	喜怒不节则伤脏，宜保持心平气和。
	大暑	多补中养神、益气力。
秋	立秋	使志安宁，以缓秋刑。培阳益阴。
	处暑	昼夜温差大，注意保暖。
	白露	秋高气爽，预防哮喘、过敏。
	秋分	阴阳相半，昼夜均、寒暑平，纳阳补阴。
	寒露	低温，需注意心脑血管疾病。
	霜降	把握秋季储存能量的最后时机。
冬	立冬	秋冬养阴，无扰乎阳，虚者补之。
	小雪	早卧晚起，必待日光。
	大雪	身体能量几乎耗尽，适当锻炼、少消耗。
	冬至	冬令进补，养藏为主。
	小寒	气温骤降，注意呼吸道保暖。
	大寒	脸部遇冷刺激，当心神经麻痹。

第一章

实性体质与二十四节气养生对照

季节	节气	养生建议
春	立春	控制脾气，当心痔疮复发。
	雨水	容易引起血压波动。
	惊蛰	注意保暖，避免旧疾复发。
	春分	阴阳平衡，以平为期。
	清明	容易心烦气躁、头痛眩晕。
	谷雨	易发目眩、头痛、高血压。
夏	立夏	养心，暑气促进心脏运作。
	小满	湿邪潜伏，多吃清热利湿的食物。
	芒种	天气转热，易出汗，汗出不见湿。
	夏至	阴阳转换时机，好好养肝阴肝阳。
	小暑	温度湿度增高，当心痔疮、风湿。
	大暑	多雨潮湿的苦夏，容易食欲不振。
秋	立秋	昼夜温差变大，预防伤阴暑。
	处暑	秋主燥，暑湿易伤脾。
	白露	滋水养阴，排泄顺畅。
	秋分	秋分萝卜消胀气，润肺除痰。
	寒露	气温降低，易受寒邪之气入侵。
	霜降	晨起喝水，注意排便。
冬	立冬	天寒地冻，敛阴护阳为本。
	小雪	寒则雪凝，注意血液循环。
	大雪	因天冷身体代谢变慢。
	冬至	天冷，避免血压不稳。
	小寒	肾阳受损时通常腰膝冷痛。
	大寒	补气养血，滋补五脏优先。

人体十二经络，
恰好对应着二十四节气

经络与健康的关系

中医认为，经络是联系脏腑与体表的通路——通路大者称为"经脉"，经脉的分支称为"络脉"。经络是运送气血的通路，其中"血行脉中，气行脉外"。人若能表现得容光焕发、神采奕奕，靠的就是体内气血的补充及维持。气血的产生与脏腑功能相关联，气血通路的顺畅则会影响外在显露的样貌。因此如果人体气血旺盛、经络运行通畅，必然体质平和，身体健康。

人体的十二条经络、二十四节脊椎对应着二十四节气

人体有十二条经络，阳经通于脏，阴经通于腑。随着二十四节气的交替，人体的经络会因感受到不同的能量变化，而表现出不同的状态，这充分体现出中医学里人体与大自然间"天人相应、形神合一"的精髓。

除了体内的经络，作为人体最大能量转运站的脊椎也与二十四节气相呼应。人体的脊椎包括七节颈椎、十二节胸椎、五节腰椎，一共二十四节椎体，恰好每节脊椎都对应一个节气。

我们把颈椎第一节到第三节称为"风寒关"，对应大雪、小

雪、立冬三个节气；胸椎第五节到第八节称为"气血关"，对应夏至、芒种、小满、立夏四个节气；腰椎第三节到第五节称为"寒冷关"，对应大寒、小寒、冬至三个节气。

风寒关的意思是，颈部是最容易感受风寒的部位，天冷时对外界低温比较敏感，颈部会变僵硬，轻则导致手指麻木，重则影响脑部血液循环。气血关的意思是，胸部是主管全身气血循环最主要的部位，如果气血失调，就容易导致心烦意乱、脾胃虚弱等症状。寒冷关的意思是，腰椎负责全身上下的气血循环，如果遭遇寒冷则易使身体内分泌失调。因此，学习如何顺应节气养生保健，是非常有必要的。

我们应当采取适当的方式，在特定的节气，进行特定椎体的保养，以此激发身体的自愈力。

以春季的立春、雨水两个节气为例，这两个节气对应人体的手少阳三焦经，也分别对应人体的第二腰椎及第一腰椎。不论你属于何种体质，在立春、雨水节气里都会感受到体内特定部位及脏腑能量发生变化，如果恰巧所对应的部位或脏腑先天发育偏弱或有旧伤，感受会更加明显。以冬至为例，这个节气刚好对应人体的第五腰椎及足少阴肾经。有腰椎病史的人，在冬至时特别容易感受到腰部不舒服。因为足少阴肾经经过脚跟，即使是健康的人，在冬至时脚踝也比较容易受伤，还会常发生起床后脚踩地时脚跟不舒服，或是久站时脚跟特别疼痛的情况。这些症状都与节气相关。

以夏至为例，这个节气刚好对应人体的第五胸椎与手少阴心经。原本就有心脑血管疾病的人，在夏至时会感觉到胸闷、心悸等。即使是健康的人，也容易有莫名呼吸不顺、短暂缺氧、胸闷

人体经络、脊椎与二十四节气对应图表

季节	节气	人体脊椎	经络
春	立春	L_2（第二腰椎）	手少阳三焦经
	雨水	L_1（第一腰椎）	
	惊蛰	T_{12}（第十二胸椎）	手阳明大肠经
	春分	T_{11}（第十一胸椎）	
	清明	T_{10}（第十胸椎）	手太阳小肠经
	谷雨	T_9（第九胸椎）	
夏	立夏	T_8（第八胸椎）	手厥阴心包经
	小满	T_7（第七胸椎）	
	芒种	T_6（第六胸椎）	手少阴心经
	夏至	T_5（第五胸椎）	
	小暑	T_4（第四胸椎）	手太阴肺经
	大暑	T_3（第三胸椎）	
秋	立秋	T_2（第二胸椎）	足少阳胆经
	处暑	T_1（第一胸椎）	
	白露	C_7（第七颈椎）	足阳明胃经
	秋分	C_6（第六颈椎）	
	寒露	C_5（第五颈椎）	足太阳膀胱经
	霜降	C_4（第四颈椎）	
冬	立冬	C_3（第三颈椎）	足厥阴肝经
	小雪	C_2（第二颈椎）	
	大雪	C_1（第一颈椎）	足少阴肾经
	冬至	L_5（第五腰椎）	
	小寒	L_4（第四腰椎）	足太阴脾经
	大寒	L_3（第三腰椎）	

第一章

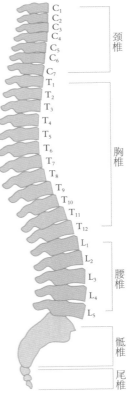

C_1
C_2
C_3
C_4
C_5
C_6
C_7 } 颈椎

T_1
T_2
T_3
T_4
T_5
T_6
T_7
T_8
T_9
T_{10}
T_{11}
T_{12} } 胸椎

L_1
L_2
L_3
L_4
L_5 } 腰椎

骶椎

尾椎

心悸的情况，但很容易缓解。

一天十二个时辰，有不同的养生规律

提到经络的运行，就不得不提"子午流注学说"。这是中医重要的养生学说，它研究体内气血运行在一天中的相对应时刻。所谓子午，指的是时辰，子时就是指午夜十一点到凌晨一点，午时就是指正午十一点到下午一点，同时代表体内阴阳的分界时刻。流注所代表的是经络气血的运行及其盛衰表现。

所以顺着二十四节气养生，或是在一天之中顺着十二时辰养生，都是在顺应大自然的运行规律。人体顺着生物时钟的作息养生，与大自然的规律节奏相呼应，必然能谱出一首宁静安详的乐曲。我们在深刻感受内心的宁静与喜悦的同时，也会拥有真正健康自在的身体。

子午流注的循行时间

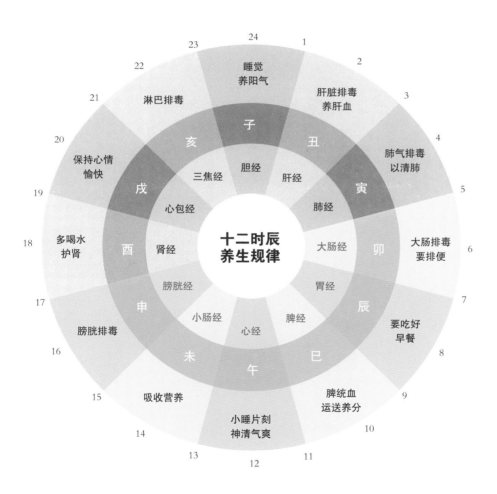

第二章 | 跟着二十四节气，培养健康体质

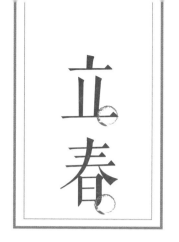

立春

THE BEGINNING OF SPRING

2月3、4或5日

阳历

天门冬

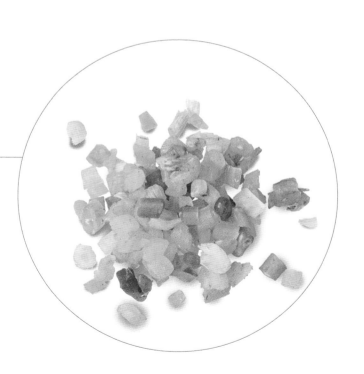

科：百合科

属：天门冬属

别名：丝冬、天冬草、满冬、
　　　明天冬

功效：养阴润燥，清肺生津，
　　　祛痰止咳，利尿解热

春天开始于立春，是最容易感冒的时节

传统中医以"天人合一，顺时养生"作为养生保健的基础理论。我们习惯将"四立"作为四季的开始，即春季始于"立春"，夏季始于"立夏"，以此类推。春天正是万象更新的季节，草木开始萌芽，万物复苏，人体内的经脉气血也跟着活跃而充实起来。你所期待的温暖的春风拂面，在春季并不常见，实际上这是一个寒意未消、春寒料峭、阴雨绵绵的季节。俗话说"春天后母面"，意思就是说入春后，天气容易冷暖无常、阴晴不定。体质较弱的人，特别容易在这个季节感受到天气的喜怒无常、捉摸不定，因此，春季也是他们一年当中最容易感冒的时节。

春天养生要注重养肝

按照大自然的属性，春属木，与肝相应。《黄帝内经》有这样的句子，"春三月，此谓发陈，天地俱生，万物以荣，夜卧早起，广步于庭，被发缓形，以使志生，生而勿杀，予而勿夺，赏而勿罚，此春气之应，养生之道也。逆之则伤肝"，意思是说，春季应该晚睡早起、多散步，补养五脏应以养肝为优先。

心平气和，多吃绿色食物，提升肝的免疫力

所谓"春三月"，指的是立春开始到立夏之前这段时间。此时节，天地万物皆处于苏醒的状态，也是人体脏腑经络运行发展的最佳时节。在这美好春日，人们应该多到郊外接触大自然，吸收天地之间万物生长发育所散发的旺盛阳气，同时保持心境平和，

心怀感恩，感念万物的厚泽，避免杀戮之气，还应多以赞美奖赏的眼光欣赏事物，避免钻牛角尖，不以惩罚自责的心态度日。这是春季的养生之道建议，如果违背这样的养生建议，肝脏就会最先受到节气影响，导致肝气郁结，甚至肝火上扬。而且，这样的影响会一直延续到夏季，使身体许多小病痛无法恢复。

　　肝脏在体内属于主管代谢的器官，会产生许多的氨基酸和酶，所分泌的绿色胆汁就好比身体的一种绿色能量，能够帮助身体消化脂肪，同时肝脏还有排毒、解毒的功用。由此可见养肝的重要性，难怪肝会被称为"将军之官，谋虑出焉"。肝是抵挡外界毒素入侵体内的总司令，因为其主动抗敌，所以也是抗敌过程中耗损极大的器官。因此，我们可以把握春季这一养肝时机，多吃绿色食物来养肝、护肝，以提升肝的免疫功能。

立春 | 天门冬

第二章

药材特质

科属及品种：天门冬是百合科天门冬属，多年生草本植物。其块根入药，性寒，味甘微苦。

产地：原产于南非、中国、日本、菲律宾等。

食用功效：天门冬养阴润燥、清肺生津、祛痰止咳、利尿解热，性寒，味甘微苦，入肺经、肾经，含有天门冬氨酸、L- 天门冬酰胺、黏液质、β- 谷甾醇及多种氨基酸成分，是中医用于治疗肺肾虚热的重要药材。近代药理研究发现，将天门冬煎剂调至 1% 的浓度具有灭蚊抗菌效果。动物试验还发现其对调节免疫力及抗癌有所帮助。

食用方式：春夏两季开白色或黄色小花，雌雄同株，浆果熟时由绿转红，嫩叶可食，地下块根也可食用，新鲜天门冬还可以炖排骨汤。但此药苦寒，脾胃不佳者千万不能多吃，一般食疗以 6 克入菜，多用于熬排骨汤或鸡汤。

提醒：立春时节适合体质燥热、容易便秘的人食用。不建议虚寒体质之人多吃，若食用可加入适量姜片同煮。

| 宜 | 多用于熬排骨汤或鸡汤。 | 忌 | 性寒，脾胃不佳者千万不能多吃。 |

外用：天门冬 6 克，加 100 毫升水同煮，放凉后去渣，可外用于皮肤，防蚊抗菌。

天门冬排骨汤

● 材料：天门冬 6 克，排骨 100 克。

● 做法：排骨余烫去血水，加水至没过排骨二指深的地方，与天门冬同煮，大火烧开过后转小火煮至排骨熟，熄火后焖 10 分钟，即可食用。

洋葱

| 五味 | 辛、甘 | 五性 | 温 | 归经 | 肺 |

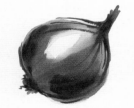

食材科属及产地

洋葱是春天食用的好食材，它是百合目百合科葱属，多年生草本植物，原产于亚洲。洋葱拉丁文的意思为"大颗的珍珠"，因洋葱带有如珍珠般光泽的温润外皮，像一颗又大又圆的珍珠而得名。

以风味来说，洋葱分甜味和辣味二种，辣味种多为黄皮和白色皮，甜味种则以适合生食的紫玉洋葱为代表。

食材效用

● 调节免疫力、抗癌、降血脂

中医认为，洋葱性温，味辛、甘，入肺经，含有如大蒜素等硫化合物、硒等抗氧化物质，被认为能够杀菌，而且有利于调节免疫力、抗癌、降血脂及促进肠胃蠕动。

● 清血管，降低胆固醇

洋葱有净化血液的效果，能够预防血液凝固，可以有效清理血管，并降低体内胆固醇。虽然生洋葱的味道较辛辣，但烹熟之后就不那么刺激了。

食用提醒

在吃完油腻的食物后，不妨吃一些生洋葱，可增加血液中好的胆固醇（高密度脂蛋白胆固醇）。同时也要提醒大家，消化性溃疡患者及肠胃容易胀气者，不宜过量食用洋葱。

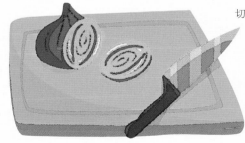

切洋葱时，洋葱含有的大蒜素会散发出强烈的刺激味道，刺激我们眼睛和鼻子，使我们在切洋葱时泪流不止。此时，可以先将洋葱放入冰箱冷藏5～10分钟，以减少释放到空气中的，产生刺激性气味的二烯丙基二硫成分。

葱

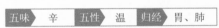

五味　辛　五性　温　归经　胃、肺

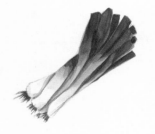

食材科属及产地

葱是百合科葱属，多年生草本植物，原产于中国西北部及西伯利亚贝加尔湖一带，是华人非常重要的蔬菜。葱的种类多达数百种，有粗葱和细葱之分。粗葱以适合秋冬栽种的耐寒的大葱为代表，细葱包括日葱、珠葱等。

食材效用

● 发汗驱寒

中医认为，葱白性温，味辛，入肺经、胃经，有发汗解表、温通散寒的效果。首次记录葱白的是《名医别录》。《本草经疏》中写道："辛能发散，能解肌，能通上下阳气，故外来怫郁诸证，悉皆主之。"

● 帮助消化，预防癌症

现代医学研究发现，葱富含膳食纤维，可以帮助消化。葱含有的微量元素硒能刺激消化液分泌，促进食欲，并可降低胃液内的亚硝酸盐含量，对预防包括胃癌在内的多种癌症有一定作用。

● 抗菌，缓解感冒初期症状

葱白部分富含丰富的维生素 C，能缓解感冒初期的头痛、鼻塞、腹泻等症状；葱叶部分含有大蒜素，能促进维生素 B_1 的吸收，并能抗菌。

食用典故

中医讲"五菜为充"，五菜指的是葵、韭、藿、薤、葱，而《灵枢·五味》中提到："葵甘、韭酸、藿咸、薤苦、葱辛。"葱是非常古老的蔬菜，宋朝苏轼晚年被贬到海南岛时，作诗《被酒独行遍至子云威徽先觉四黎之舍三首》，其中写到：

半醒半醉问诸黎，竹刺藤梢步步迷。

但寻牛矢觅归路，家在牛栏西复西。

总角黎家三小童，口吹葱叶送迎翁。

莫作天涯万里意，溪边自有舞雩风。

符老风情奈老何，朱颜减尽鬓丝多。

投梭每困东邻女，换扇惟逢春梦婆。

诗中描述了黎家三位孩童，一边吹着葱叶一边迎送苏轼的场景，这使他感觉心情畅快，因而消解了漂泊天涯的郁闷。

食疗医方

- **葱白豆豉汤**

  适用症状：感冒初期的症状。

  做法：葱白一把，加上淡豆豉煮水喝。

  功效：能达到发汗的效果。

- **葱白姜汤**

  适用症状：感冒的症状、头痛。

  做法：葱白 250 克、生姜 100 克，煮水喝。

  功效：此汤有解表和中、发散风寒、止痛的功效。

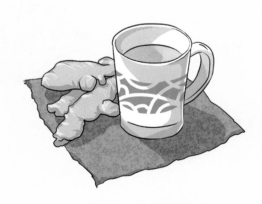

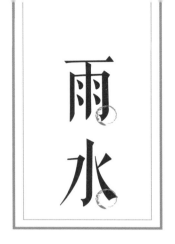

RAIN WATER

2 月 18、19 或 20 日

阳历

紫苏

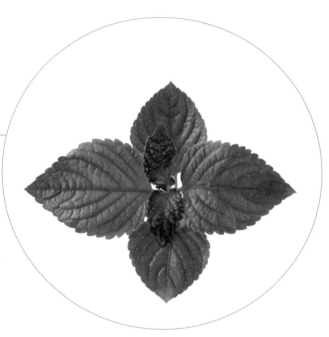

科：唇形科

属：紫苏属

别名：红紫苏、苏叶、赤苏、香苏

功效：散寒镇咳，理气宽胸，缓解
　　　支气管痉挛，促进肠胃蠕动

雨水来了，要特别注意花粉症

雨水时节，不仅代表雨量增多，也代表寒风刺骨的天气渐渐消失，气温回升加快。立春过后，是万物生发的季节，正需要雨水，而雨水正是冰雪融化、春风拂面的好时节。人体经过一整个冬天的潜藏，身体开始舒展，毛孔也由封闭状态转为张开状态，但要特别注意此时正是花粉症的多发时期。一来因为正是花开季节，空气中飘浮着大量花粉，很容易随着呼吸进入人体；二来因为春暖花开，人们到户外的机会变多，开窗通风的时间变长，而且身上的毛孔会随着阳气升发而打开，大量过敏原很容易乘虚而入。

严防肝火太旺、寒湿之证

随着雨水时节的到来，春雨连绵的序幕也徐徐拉开。虽然万物的生长都离不开雨水，但是人在这时候，身体往往会产生黏腻感，出现关节酸痛、食欲不振、皮肤起疹等湿盛的症状。中医认为，春属木，因为春季万物生发，与木的生长相似。人体五脏之中肝属木，因肝喜调达，因此春季宜养肝。中医的"五行相生相克"理论认为，肝属木，而树木的特性就是喜干燥、怕潮湿。雨水时节如果肝火太旺，会影响脾胃消化吸收的功能，而脾是身体排除湿气的主要脏器。因为雨水时节春雨绵绵，外界湿气很重，体内湿气又不易排除，所以会使人出现身体疲倦、沉重等湿气重的症状。

血压随气候变化，注意给颈部和双脚保暖

雨水时节虽然气温总体上是由寒转暖，但每日气温却是一日三

变，在衣着方面不宜过早脱掉秋冬厚重的衣物。雨水时节不稳定的气候变化，在血压上的反应尤其明显。人体很难适应雨水时节的多变气候，忽冷忽热的天气容易导致血管不断收缩扩张，加上人体此时新陈代谢仍偏弱，所以更要注意保暖，特别是颈部及双脚的保暖。

雨水时节，阴雨绵绵，人们容易心情郁闷，也容易引起肝气郁结，若肝气郁结无法升发就容易加重原本血压不稳的状况。所以雨水时节，要注重静心养性，避免情绪波动影响健康。

雨水 | 紫苏

药材特质

科属及品种：紫苏是管状花目唇形科紫苏属，一年生草本植物。

产地：主产于东南亚，中国江西、湖南、台湾等地广泛种植，日本、缅甸、朝鲜半岛、印度、尼泊尔也引进此种。此外，紫苏早在 100 多年前就被引入欧洲，在北美洲也有生长。

食用功效：紫苏的茎、叶和种子均可入药。其叶称为"紫苏叶"，性温味辛，色紫气香，入肺经、脾经，具有发汗解表、行气和胃的功效。新鲜的紫苏叶富含矿物质和维生素，具有抗炎作用，也可用于为其他食品保鲜和杀菌。紫苏梗有理气宽中、止痛、安胎功效。紫苏的种子紫苏子又名苏子、黑苏子、野麻子、铁苏子，具有降气消痰、平喘、润肠的功效。

食用方式：单独入菜或煎蛋，甚至可以做成水饺的馅料，既美味又养生。新鲜紫苏梗熬鸡汤或鱼汤，别具风味。印度及尼泊尔地区，特别喜欢使用新鲜干燥的紫苏种子，炒熟碾碎后作为香料，紫苏子也是咖喱的香气来源之一。

| 宜 | 新鲜紫苏梗做汤；干燥的紫苏子炒熟碾碎后当成香料食用。 | 忌 | 温热病患者及气虚体弱者忌食。 |

紫苏蜂蜜饮

在雨水时节食用紫苏，有助于散寒镇咳、理气宽胸、缓解支气管痉挛及促进肠胃蠕动。

● 功效：蜂蜜性平味甘，有润肺滋养的效果。

● 材料：取干紫苏叶 15 克，蜂蜜适量。

● 做法：取干紫苏叶加入 500 毫升沸水闷泡 10 分钟，放温后再加入适量蜂蜜饮用。

传 说

相传某日，华佗带着徒弟住宿用餐时，看到一群纨绔少年在比赛吃螃蟹，吃完的空蟹壳堆积在桌上，如一座小山。华佗见了，上前好言相劝："螃蟹性寒，吃多了会肚子痛，少吃些吧。"

一少年听了，轻蔑地说："我们自己掏钱吃螃蟹，犯着你了吗？不用你管！"华佗心生慈悲，转头去对店家说："不要再卖螃蟹给他们了，这样吃下去很危险。"

老板把脸一板说："你少管闲事，别坏了我的生意！"到了半夜，少年们个个大喊肚子疼，有的额头直冒冷汗、脸色发白，有的甚至倒在地上抽搐。

紫苏叶粥

● 功效：对于体质偏寒的人，紫苏有温养的效果。

● 材料：紫苏叶 10 片、糙米 60 克、红糖适量。

● 做法：锅内加入适量水，放入糙米和紫苏叶煮粥，米熟后加入红糖，搅拌均匀即可。

　　华佗立刻领弟子到河边采草药，将草的茎叶煎成汤给大家喝，没过多久，大家的病都好了。人们因为那草药色紫，又见到少年们病痛解除后舒服的样子，便给它取名为"紫舒"，后来流传演变成"紫苏"。

　　华佗曾看到一只水獭吃完一条大鱼后，肚子鼓胀难受，躺在岸上，过了好一会儿才艰难地游回水里，不久又爬到岸上吃紫草的叶子，来回数次。于是华佗意识到这种紫草可解鱼毒。

荸荠

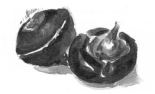

| 五味 | 甘 | 五性 | 寒 | 归经 | 肺、肾 |

食材科属及产地

荸荠是莎草目莎草科荸荠属，多年水生草本植物。原产于印度，在中国分布于江苏、安徽、浙江、广东、湖北、湖南等有浅水的地方。每年 11 月至次年 2 月为采收期。荸荠生长在泥水之中，需要手工摘采，栽种到采收都极为费事。

食用传说

相传当年孙悟空被玉皇大帝封为"弼马温"时，无心看管仙马。有一次他吃饱喝足呼呼大睡，九匹仙马趁机逃出南天门，落入凡间，选择在桂林落脚，不但帮当地人犁地运货，还和他们成为朋友。玉皇大帝知道后十分愤怒，派雷神召唤仙马归天。仙马舍不得桂林山灵水秀的好风光，也放不下当地的物丰人和，于是双方发生冲突，交战激烈，一时之间打得天昏地暗。雷神挥着利斧，仙马死命狂奔，激战之间，一匹马的蹄子被剁，落入肥沃的田里。隔天农夫发现了血淋淋的马蹄，知道是仙马遇难了，便怀着沉痛的心情把马蹄埋在田里。隔年，埋在田里的马蹄发芽了，如利剑般的叶梗，笔直指向天空。仙马托梦给这个农夫，告诉他在叶梗下埋有好吃的果子。于是人们把果子挖出来尝了尝，果然清脆甜美，非常好吃。

消息传开后，家家户户都在田里种下了这种果子。为了纪念天马，人们将果子取名为"马蹄"。

食材效用

● 消除水肿、利尿，促进骨骼发育

中医认为，荸荠性寒味甘，具有益气安中、开胃消食、除热生津、止痢消渴的功效，同时也可以利尿通便、化湿祛痰。荸荠是根茎蔬菜中含磷相对较高的，磷能促进人体生长发育、维持生理功能，有助于牙齿骨骼的发育，同时可促进体内的碳水化合物、脂肪、蛋白质三大物质的代谢，因此荸荠适于孩童食用。荸荠也是高钾的食物，而钾可以消水肿、利尿，对缓解高血压也有一定的帮助。

食疗医方

● 荸荠猪骨汤

材料：取 8～10 颗外皮紫黑的荸荠，适量猪骨高汤。

做法：去皮后的荸荠丁加入事先熬沸的猪骨高汤，焖煮 10 分钟即可。

食用提醒

因为荸荠性寒，不易消化，吃太多容易腹胀，所以消化功能较差者不宜多食。另外生荸荠易感染寄生虫，为避免肠胃感染不建议生食。

莲雾

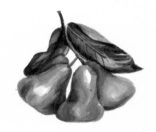

| 五味 | 甘 | 五性 | 平 | 归经 | 肺、肾 |

食材科属及产地

莲雾别名菩提果，是桃金娘目桃金娘科蒲桃属的常绿小乔木的果实，外形类似铃铛。原产于马来西亚及安曼群岛，主要生长于热带。

食材效用

● 润肺止咳、解热利尿

相传清朝的孙元衡曾经在《香果》一诗里描绘了莲雾的形象："但有繁须开烂熳，曾无轻片见摧残。海天春色谁拘管，封奏东皇蜡一丸。"中医认为，莲雾性平味甘，甜美多汁，具有润肺止咳、解热镇静、消暑利尿的功效。如果在雨水时节，身体感觉烦躁不安，虽然外界湿气重，但还是经常口干，又自觉有脾湿困倦的症状时，可以试试食用莲雾。莲雾可以入菜，加青蒜与鸡肉同炒，营养价值很高。

食疗医方

● 莲雾水果沙拉

材料：莲雾、洋葱洗净切丁，西瓜取瓤切丁，适量醋和沙拉酱。

做法：取一碗凉白开加少许醋，浸泡莲雾丁、洋葱丁10分钟左右。捞出沥干水分，加入西瓜丁，淋上沙拉酱即可。

功效：莲雾生吃利湿除烦。

● 莲雾炒鸡肉

材料：莲雾洗净切块，两根青蒜洗净后切段备用。鸡胸肉切丁后放入碗中，加入淀粉、鸡蛋清、酱油、米酒拌匀，另取适量油、胡椒粉、糖、盐、香油备用。

做法：锅中倒入适量油烧热，先放入青蒜的白色根茎、鸡肉丁、莲雾快炒，再加入少许水、胡椒粉、糖、盐稍炒，起锅前再放入切碎的青蒜叶，淋上少许香油，翻炒均匀即可。

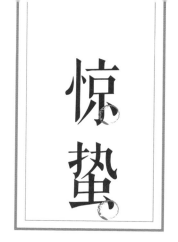

惊蛰

THE WAKING OF INSECTS

3月5、6或7日

阳历

枸杞

科：茄科

属：枸杞属

别名：红珠仔刺

功效：补气补血，降火，祛风湿

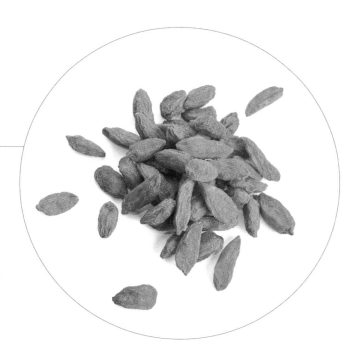

初春以后，天气变暖和

　　古代将惊蛰分为三候："一候桃始华；二候仓庚鸣；三候鹰化为鸠。"意思是说惊蛰时节是春暖花开、花团锦簇、仓庚（即黄莺）鸣叫、春燕飞来的时节。

　　历书记载："斗指丁为惊蛰，雷鸣动，蛰虫皆震起而出，故名惊蛰。"惊蛰的意思就是初春以后，天气转暖，春雷乍动，震醒了蛰伏在泥土或洞穴里冬眠的动物，过冬的虫卵也开始孵化。惊蛰时节反映的现象，不只是隆隆的雷声，而真正使冬眠动物苏醒的是逐渐升高的气温。

打雷了，迎来丰年

　　三月份正是杜鹃花盛开的时候，白色、桃色、粉红色的杜鹃花将春天点缀得无比美丽。惊蛰时节，大部分地区已开始进行农耕，蛰伏在泥土里冬眠的各种昆虫也已被惊醒。古时候，农夫常依据"惊蛰"这一天是否打雷来预测当年的收成。如果打雷，表示收成会很好；如果没有雷声，就表示收成可能不佳。

注意预防流行性感冒

　　惊蛰时节，许多病毒、细菌渐渐滋生。随着气温逐渐升高，人体表皮的毛孔逐渐张开。中医认为，"肺主皮毛，开窍于鼻"，意思就是说，外来的热邪之毒从人体口鼻进入后首先侵犯的就是肺脏。因此，在惊蛰时节特别容易感染流行性感冒，加上此时天气干燥多风，身体直接接触外界多变的气候，容易让曾经受损的经络组织运行不畅，导致旧疾复发。体质虚弱的人，在惊蛰节气时肝阳之气渐升，阴血相对不足，无法应对外来的病毒、细菌。因此，体质虚弱的人在惊蛰时节要特别注重提升肝脏气血，以达阴阳调和，才能避免感染流行性感冒。

不宜进补过猛

在提升肝脏气血时，也不可躁进，进补过猛，以免升发过快，肝气直上头部。惊蛰时节肝气容易往上聚积，若进补过头则容易使人感觉头重脚轻，昏昏沉沉，表现出春困的症状。

早睡早起，彻底放松心情

惊蛰过后万物复苏，是春暖花开的季节，同时也是各种疾病活跃的时节。春季与肝相应，惊蛰时节人体的肝阳之气渐升，养生应顺乎阳气的生发，保持精神愉快，气血经络才能运行顺畅。平常多读书，培养内涵，早睡早起，多到户外散步，或穿着宽松的衣物，让头发自然披散，都有助于身心彻底放松及舒展。

在这万物生长的季节，务必保护万物，多给予、勿夺取。如此，内心自然会清净平和，元气也自然安定充实，正气存内，邪不可干。

惊蛰 | 枸杞

药材特质

科属及品种： 枸杞是管状花目茄科枸杞属落叶灌木的果实。枸杞有两种栽培种，一种为宁夏枸杞，品质较佳，这种枸杞树有刺，果实宽且椭圆，主要以果实及根入药；另一种为台湾枸杞，植株较小，多取叶用。

产地： 原产于南非、中国、日本、马来群岛。

食用功效： 古人常说："离家千里，勿食枸杞。"意思是如果要出远门，别吃太多枸杞，以免兴阳后欲火难灭。中医认为，枸杞性平味甘，入肝经、肾经、肺经。《神农本草经》将枸杞列为上品。根据相关科学资料，枸杞叶富含芦丁，具有减缓血管硬化及抗过敏等作用；还含有甜菜碱，具有降血压及抗发炎等效果；同时含有 β-谷甾醇、葡萄糖苷、多种维生素及氨基酸，同样具有降血压的效果。

中药材的枸杞最能补肝肾之阴。枸杞色赤属火，能补精壮阳。《药品化义》里说"枸杞，体润滋阴，入肾补血，味甘助阳，入肾补气"。由此可见，枸杞具有滋阴补肾、润肺除燥、养肝明目等作用。现代医学研究发现，枸杞可以调节身体的免疫功能，还有降

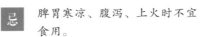

宜	可滋阴补肾、润肺除燥、养肝明目。	忌	脾胃寒凉、腹泻、上火时不宜食用。

血脂、抗脂肪肝、增强造血、平稳血糖以及延迟衰老等功能。

食用方式：新鲜的枸杞叶可以直接清炒或凉拌，也可以直接煎蛋，美味可口且营养丰富。

提醒：枸杞较滋腻，每日以食用 20 克为宜，不建议多吃。当脾胃寒凉、拉肚子或喉咙痛时，不建议食用。

清炒枸杞叶

● 功效：具有减缓血管硬化、抗过敏、降血压、抗发炎等作用。

● 材料：一盘枸杞嫩叶、两片老姜、适量盐。

● 做法：洗净枸杞叶后，爆香姜片，再将枸杞叶下锅翻炒，起锅前加适量盐即可。

凉拌枸杞叶

● 材料：挑拣枸杞嫩叶部分，准备盐、香油、白糖等调味料，不怕辣的人还可以切适量辣椒丝。

● 做法：备一锅水煮沸，放入一勺盐、少许香油，再放入枸杞叶煮 1～2 分钟。捞出沥干，放入一个干净的碗或深盘，倒入适量盐、香油、白糖、辣椒丝（可不放），与枸杞叶一起拌匀，静置入味后即可享用。

枸杞叶炒蛋

● 材料：约 100 克枸杞叶，3 个鸡蛋，玄米油（或其他适合热炒的油类），盐、酱油等调味料备用。

● 做法：在碗内打入鸡蛋，打散；加入适量盐、酱油，打散拌匀后加入枸杞叶，搅匀。在平底锅内热油（油均匀铺满锅底才不会粘锅），倒入枸杞叶蛋液温火慢煎。蛋液煎至金黄色后翻面，待另一面也呈金黄色后起锅。

第二章

传 说

相传宁夏有一位体弱多病的书生，寒窗十年仍无法赴京赶考，因而想寻求高人医治。他在求医寻药过程中，看到一位少女正在鞭打一位年近百岁的老翁，便上前指责少女，劝她要敬老，不可动粗。哪知道少女听了哈哈大笑，说："他是我曾孙子，何为敬老？"书生听了十分吃惊，原来少女已接近400岁，因为有家传秘方，能活上千载，而眼前这位老翁因为不肯按时服药正在接受曾祖母的处罚。

书生听了立刻跪求秘方，希望能帮他改善体质。"少女"得知书生遭遇后非常同情，便给了他秘方，并交代说："此方春天采其叶叫天精草，夏天采其花叫长生草，秋天采其子叫枸杞，冬天采其枝叫地骨皮。随四季服用，则能与天同寿，享有仙龄。"书生依其吩咐，按时服药，身体果真变得健壮，之后顺利赴京赶考，并金榜题名。

菊花

| 五味 | 辛、甘、苦 | 五性 | 微寒 | 归经 | 肺、肝 |

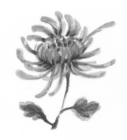

食材科属及产地

菊花是菊科菊属的多年生草本植物。菊花原产于中国，2 500年前就有古书记载，后来传到韩国、日本、欧洲。

由于菊花属于短日照植物，利用灯泡延长光照时间，或以黑布遮光来缩短日照时间，都可以达到全年生产菊花的目的。

菊花的品种依开花期大约可分为夏菊、夏秋菊、秋菊及寒菊，其中秋菊为主要栽培品种。菊花的繁殖除了种子繁殖外，大多采用扦插繁殖。此外，土壤、虫害、杂草、水分、养分、阳光等因素，都是影响菊花品质的相关因素。

食材效用

● 消除头部燥热

中医认为，菊花性微寒，味辛、甘、苦，入肺经、肝经，能消除头部的燥金之气，疏通头部的毛孔腠理，进而宣泄积滞的多余肝气，缓解头重脚轻的症状。

● 黄菊花疏散风热

菊花作药用时，依颜色不同可分为黄菊花及白菊花。治疗外感风热引起的发热头痛，或眼红、咽肿、头痛等症状时，多用黄菊花来疏散风热。

● **白菊花清热明目**

如果想要平肝潜阳、清热凉血、疏风明目，多用白菊花。

● **野菊花清热解毒**

除了黄菊花和白菊花，还有一种生长于野地的菊花，称为"野菊花"，它清热解毒的效果特别好。

● **菊花根和叶清热消肿**

其实菊花除了以花入药外，菊花的根也可入药，其性寒，味甘苦，临床上常用于清热解毒、疏利小便等。菊花的叶子性平，味辛、甘，可以作为食材，洗净后直接清炒，或煮成菊叶蛋花汤，适合身上容易长痘痘的体质，具有散瘀消肿的功效。

食疗医方

● **清炒菊花叶**

材料：菊花叶，适量盐、蒜瓣。

做法：清水浸泡菊花叶，洗净后沥干水分。在热油锅中爆香蒜瓣，然后放入菊花叶翻炒至熟，即可盛盘。

● **菊叶蛋花汤**

材料：取菊花叶的嫩芽约300克，一个鸡蛋，一碗高汤，适量盐备用。

做法：热油锅煸炒菊花叶的嫩芽，然后倒入高汤煮沸，再均匀倒入打散后的蛋液并顺时针搅拌，最后加盐调味即可。

茼蒿

五味 辛、甘　五性 平　归经 脾、胃

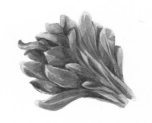

食材科属及产地

茼蒿别名打某菜（闽南语发音），是桔梗目菊科茼蒿属一年生或两年生草本植物。茼蒿原产于地中海沿岸，很像艾草，4月时会开黄色或白色的花，类似菊花。欧洲人多将茼蒿种植于花盆、花园中作为观赏植物，但在亚洲则通常将其作为食材。

食用传说

关于茼蒿别名"打某菜"的由来有一个传说。古时候，有一个农夫很想吃茼蒿，托友人千里迢迢买回来后非常兴奋地请老婆立刻帮他烹制，准备大快朵颐。没想到一大把茼蒿烹制好端上餐桌时，居然只剩一小撮，农夫以为老婆在厨房偷吃了，便对她拳脚相向。因此，"打某菜"的别名便流传至今。

食材效用

● 预防便秘和头昏，缓解感冒

中医认为，茼蒿性平，味辛、甘，入脾经、胃经。根据唐朝孙思邈《千金要方》中的记载可以知道，茼蒿有"安心气，养脾胃，消痰饮，利肠胃"的功效，适用于脾胃不和、二便不利、咳嗽多痰、高血压、头昏脑涨等症。茼蒿除了适合日常食用外，也可入药，有促进血液循环、预防便秘、缓解感冒症状、止咳化痰等功效。

● **缓解疲劳，调节自主神经**

根据食品营养成分资料库的相关记载，新鲜茼蒿中含丰富的钙、铁、胡萝卜素及各种维生素。茼蒿还含有特殊的香气，能够舒缓疲劳，调节自主神经，有提神醒脑的功效。

食用提醒

烹饪茼蒿时间不宜过长，以免降低其营养功效。

食用方式

茼蒿的品种依叶片大小可分为大叶茼蒿和小叶茼蒿两种，主要种植及食用的品种是大叶茼蒿。

大叶茼蒿，叶片以青绿鲜脆为佳。选购茼蒿时可以用手折一折茎梗部分，不宜选过老折不断的。要注意农药残留的问题，建议在食用前认真用清水清洗。食用茼蒿时，大多清炒。

第二章

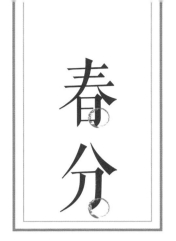

春分

3月20日或21日

阳历

玫瑰

科：蔷薇科

属：蔷薇属

别名：刺玫、徘徊花、庚甲花、
　　　赤蔷薇花

功效：主利肺脾，益肝胆，理
　　　气解郁，和血散瘀

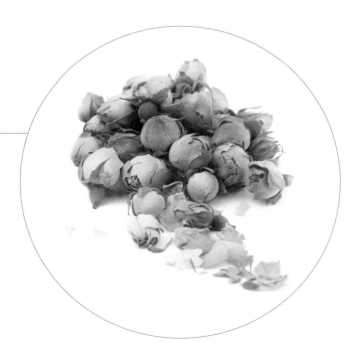

把握阴阳平衡的节气，调理气血平衡

历书记载："斗指壬，为春分，日行周天，昼夜均分，又恰为春之半，故名春分。"意思是说，春分是一个阴阳平衡的节气，昼夜等长，阴阳各半，温度适宜。

中国古代将春分分为三候："一候玄鸟至；二候雷乃发声；三候始电。"意思是指过了春分，南方的燕子便要飞来了，一旦下雨，天空就会电闪雷鸣。

传统中医认为人体分阴阳，腹为阴，背为阳。人体侧面的胆经，也正好将人体的背部及腹部隔成两半。冬天时阴盛阳衰，人体背部偏冷，腹部偏寒；随着春天的到来，人体逐渐感受天地间的阳气，背部逐渐温暖发热，腹部也相对温暖。在春分这个阴阳平衡的节气，健康的人将手置于腰侧，应感觉背热而腹温，如果感觉背凉而腹温，则代表体质阴盛阳衰，阳气不足。我们应把握春分这个阴阳平衡的节气，好好调理体内脏腑气血的平衡。

春分时节下雨，秋天就会丰收

古人习惯以立春、立夏、立秋、立冬表示四季的开始，而春分、夏至、秋分、冬至则处于各季节的中间。春分时节，南北半球昼夜等长，气候温和、春光明媚、雨水充沛，正是适合播种、插秧的好时候。俗谚说"春分有雨家家忙"，意思是说，农民要在春分时辛勤地种麦、插秧，期待在秋天时获得丰收。

春分 | 玫瑰

药材特质

科属及品种： 蔷薇科蔷薇属落叶灌木，茎上布满锐刺。根据美国发现的化石，早在 3500 万年或 3200 万年前，地球上就已有玫瑰的踪迹。

产地： 玫瑰品种有 2000 种左右，从北半球的极地到北非洲、墨西哥、印度、中国等都有其踪迹。

食用功效： 玫瑰味甘微苦，善于疏肝解郁、理气醒脾、活血止痛。玫瑰有紫花和白花的区分。中医认为紫者入血、白者入气，所以玫瑰具有理气解郁、和血散瘀的功效。《本草正义》记载："玫瑰花，香气最浓，清而不浊，和而不猛，柔肝醒胃，疏气活血。"《本草纲目拾遗》认为玫瑰可以和血、行血、理气、治风痹。《食物本草》称其"主利肺脾，益肝胆，食之芳香甘美，令人神爽"。玫瑰全株都有收敛性，可用于女性月经过多，白带异常以及肠炎、痢疾等症。

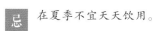

宜 玫瑰全株皆有收敛性，可用于女性月经过多，白带异常。

忌 在夏季不宜天天饮用。

食用方式：玫瑰花的蒸馏液称为"玫瑰露"，能够和血、柔肝、养胃、散郁等。燥热体质者，若在春分节气自觉脾气不佳，可以试着放下烦杂事务，在午后来杯玫瑰花茶进行调养，体验肝疏气顺的好心情。

玫瑰花茶

- 功效：可使肝疏气顺，能调理脾气和燥热体质。常饮用玫瑰花茶不仅能够让黯淡的面色逐渐红润起来，还有助于淡化面部色斑。

- 材料：玫瑰花 12 朵、冰糖适量。

- 做法：准备 80℃的热水，倒入盛玫瑰花及冰糖的茶壶，闷 5 分钟后即可饮用。

韭菜

| 五味 | 甘、辛 | 五性 | 温 | 归经 | 肝、胃、肾 |

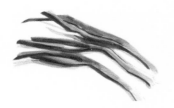

食材科属及产地

韭菜别名起阳草，是百合目百合科葱属，多年生宿根草本植物，原产于中国，之后传入日本等各国。尽管韭菜原本生长于寒冷地带，但却很耐暑，一年四季都可见韭菜。有句俗语说："正月葱，二月韭。"意思就是说，农历二月的韭菜正是当令食材。农历二月正是春天，气温不高，阳光适中，韭菜生长速度缓慢，养分吸收充足。此时的韭菜香甜可口，所含硫化物的特殊气味也不算特别刺鼻，一般人都能接受。

一般而言，常见的韭菜可分为宽叶韭菜与细叶韭菜。宽叶韭菜的叶片较大而肥厚，又称"白头韭菜"，卖相佳。细叶韭菜整体植株与叶子较细小，但香气较宽叶韭菜浓郁，口感也更鲜嫩，又称为"青头韭菜"。细叶韭菜的叶柄与根部的绿色部分较多，而不是常见的有一大段白色的茎叶部分。

韭菜除了最常食用的茎叶部分外，还有可供食用的花蕾，也就是韭菜花。如果韭菜在种植的过程中被遮光荫蔽，茎叶变黄，则称"韭黄"。

食材效用

● 补肾益胃、行气血

中医认为，韭菜性温，味甘辛，入肝经、胃经、肾经，具有补肾益胃、充肺气、散瘀通滞、安五脏、行气血、止汗固涩、止呃逆的作用。

● 补肾温阳、益肝健胃

韭菜"生则辛而行血，熟则甘而补中"，补中，就是补肾温阳、益肝健胃。韭菜可以补气壮阳，吃熟韭菜可以补肝肾、暖腰膝、润阳道。俗话说"男不离韭，女不离藕"，就是说藕能滋阴，韭可以壮阳。至于韭菜子，则可暖腰膝、固精助阳，民间常用它来改善精子稀少。

● 促进肠道蠕动，预防大肠癌和动脉粥样硬化

现代医学研究表明，韭菜富含膳食纤维，轻微便秘者多吃可以促进肠道蠕动，也有助于预防大肠癌，还能减少胆固醇的吸收，预防动脉粥样硬化。

● 帮助补充维生素

韭菜含锌，锌可参与蛋白质合成，跟激素有关。韭菜还含丰富的维生素 C、胡萝卜素及维生素 B_1、维生素 B_2，对于三餐老是在外吃的上班族来说，韭菜能改善身体维生素不足的情况。

● 春天吃韭菜可缓解压力

春季吃韭菜，除了能去阴散寒，更能调节自主神经，提高代谢，缓解压力。但由于韭菜偏热性，多食易上火，所以容易口干舌燥者，不宜多吃，以免"火上浇油"。

香菜

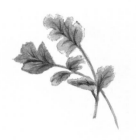

| 五味 | 甘 | 五性 | 温 | 归经 | 肺、脾 |

食材科属及产地

香菜又名芫荽、胡荽、香荽，是伞形目伞形科芫荽属植物。一般认为它起源于地中海地区，茎叶和种子早就被当地人作为香辛料使用，并于1670年传入美洲。此外，相传香菜在汉代就已传入中国。

食材效用

● 抗老化和保护视力

香菜茎叶现在是菜肴中的重要配角，香菜除了含有维生素和矿物质外，还含有胡萝卜素与叶黄素等抗氧化成分，可抗衰老，帮助消化，保护视力。菜肴中每次使用香菜的量不多，因此，可以在家里的空地或阳台，利用容器来栽培，使用时随时摘取，方便又新鲜。

● 增进食欲，提高消化力

中医认为，香菜性温，味甘，入肺经、脾经，能健胃消食、发汗透疹、利尿通便、祛风解毒。《本草纲目》记载："胡荽，辛温香窜，内通心脾，外达四肢。"《罗氏会约医镜》说："辟一切不正之气，散风寒、发热头痛，消谷食停滞，顺二便，去目翳，益发痘疹。"现代研究发现，香菜之所以香，主要是因为其含有挥发油和挥发性香味物质，即由醇类和烯类组成的挥发油及苹果酸钾，入食后可增加胃液分泌，增进食欲，调节胃肠蠕动，提高消化能力。

● **止痛解毒，富含矿物质**

香菜富含维生素 C、胡萝卜素、维生素 B_1、维生素 B_2 等，同时还含有丰富的矿物质，如钙、铁、磷、镁等，不但爽口，而且营养成分丰富。

一些爱美女性会担心，香菜为感光食物，大量摄取香菜，会增加色素沉积。其实这是因为香菜的根部含有一种叫呋喃香豆素的成分。香菜确实具有光敏感性，但其实平常食用香菜以叶片为主，而香菜叶片所含的呋喃香豆素成分不多，所以不用担心食用香菜会使皮肤对紫外线的敏感度变高，导致皮肤比平时更容易因日晒发红，或使黑色素沉淀等现象。多吃香菜可以开胃消郁，其止痛解毒、发汗透疹、利尿通便的效果也很不错。

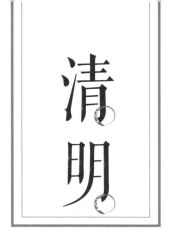

清明

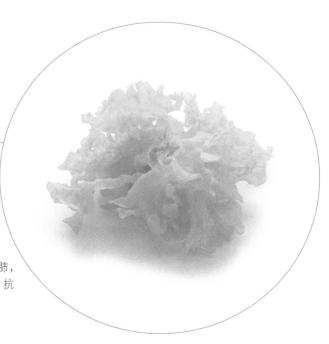

银耳

科：银耳科

属：银耳属

别名：白木耳

功效：性平，味甘淡，可滋阴润肺，
　　　益气和血，促进肠胃蠕动，抗
　　　衰老

清明踏青要预防日夜温差大

历书记载："春分后十五日，斗指丁，为清明，时万物皆洁齐而清明，盖时当气清景明，万物皆显，因此得名。"清明蕴含天清地明之意，此时节天气晴朗，草木茂盛，正是气候回暖，生机勃勃的季节。清明也是传统踏青出游，外出扫墓的重要节日。此时早晚温差仍大，清明踏青的人如果平时缺乏运动，要避免突然逞强登山或过度劳累，否则容易导致身体过度疲劳，甚至感冒。此时节因祭祀先人而难免情绪低落，是故务必要注意调理体内旺盛的肝气，以免加重心血管或呼吸系统的负担。

清明三候有讲究

中国古代将清明分为三候："一候桐始华；二候田鼠化为鴽；三候虹始见。"意思是说，清明时节前五天，因为气候回暖，桐花纷纷盛开。又因为中间五天艳阳高照的天气居多，田里的田鼠跑到地洞中避暑，因此田间看不到田鼠，反而能看到喜爱阳气的鹌鹑鸟。而后五天则"清明时节雨纷纷"，雨后的彩虹更是蓝天中最美丽的风景。

清明 | 银耳

药材特质

科属及品种：银耳又称"白木耳"，是银耳科银耳属真菌银耳的子实体，为白色或黄色，半透明，呈鸡冠状，有平滑柔软的胶质皱褶，寄生于朽腐的树木上。

产地：中国的四川、贵州、福建、江苏、浙江等地是银耳的主要产地。每年的5—9月采收，5月与6月为盛产期，干燥的银耳在食用前要泡发。

食用功效：新鲜银耳所含的多糖可以促进肠胃消化。中医认为，银耳性平，味甘淡，具有滋阴润肺、益气和血的功效。现代研究发现，银耳所含的多糖类物质，对抗衰老有帮助；所含的维生素B_1，有助于稳定精神、增强体力、促进消化等；所含的维生素B_2，有助于强化脂肪代谢、减缓眼睛疲劳；所含的膳食纤维，有助于促进肠胃蠕动，促进顺畅排便。

因为春天正是升发的季节，此时不宜多食发物，如春笋等，以免"煽风点火，火上浇油"，建议多食滋阴柔肝之品，如银耳，以平肝潜阳。银耳除了能滋阴润肺、养胃生津，还可活血、补脑、强心，不但养颜美容，还能改善血管硬化。

| 宜 | 体质燥热的人在清明时节宜多吃银耳，增强体质。 | 忌 | 食用变质的银耳，容易引起黄杆菌外毒素中毒。 |

食用方式：银耳经炖煮后口感滑润，也是因为它含丰富的胶质。体质燥热的人在清明时节可以多吃银耳来增强体质。

莲子银耳汤

● 材料：取 50 克银耳泡发，莲子 200 克，红枣 10 颗，适量冰糖。

● 做法：首先将泡发后的银耳去蒂头并氽烫；然后将锅中水煮沸，放入莲子和红枣续煮 20 分钟；最后加入银耳再煮 10 分钟后闷一下，加冰糖煮化即可。

苋 菜

五味 甘 五性 寒 归经 肺、大肠

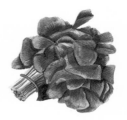

食材科属及产地

苋菜是苋科一年生草本植物苋的茎叶，是常见蔬菜，品种分为白苋和红苋两大类，春夏季为主要栽培期。苋菜耐高温，生长迅速，又少病虫害，同时富含胡萝卜素、铁等多种营养素，还具有补气除热，利小肠，治初痢等功用。

食材效用

● 解毒清热、抗菌补血

中医认为，苋菜具有解毒清热、补血止血、抗菌止泻、消炎消肿、通利小便等功效。通常人们喜欢吃红苋菜，其所含的铁、钙不输菠菜。

● 促进肠胃蠕动

体质燥热、易上火的人，可在清明时节多吃苋菜来增强体质。苋菜富含铁，常吃有利于改善贫血症状；也富含膳食纤维，有利于促进肠胃蠕动。平时可以取新鲜苋菜洗净后，以蒜末爆香，清炒。也可以将苋菜氽烫一下，待茎叶变软后，凉拌食用。制作苋菜小鱼羹，也是常见的食用方式。

食用提醒

　　苋菜性寒，体质虚寒或肠胃衰弱、经常性腹泻者千万不能多吃。同时苋菜属高钾食物，高钾血症患者、肾功能不佳者不能食用过多。

食疗医方

● 苋菜小鱼羹

　　材料：小鱼干 30 只左右，一盘苋菜（约 250 克），淀粉和水按照 1∶3 的比例调制芡汁，一碗（一般吃饭的碗）高汤，适量植物油、盐。

　　做法：小鱼干泡软，在锅中加入适量油，翻炒小鱼干，再放入已切好的苋菜，加入备用的高汤焖煮。待苋菜软烂后加入盐调味，淋上芡汁即可。一定要慢慢倒入芡汁，并且边倒边搅拌。

芹菜

五味 ▷ 甘、辛　五性 ▷ 凉　归经 ▷ 肺、胃、肝

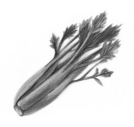

食材科属及产地

芹菜为伞形科芹属草本植物，原产于地中海地区，经常作为辛香料出现在意大利菜中。芹菜全株均可入菜，一般最常食用茎部，其根、茎、叶和子都可以当药用。

芹菜依叶柄形态，可分为本芹和洋芹。本芹细长而中空，香味浓，主供炒煮及作为佐料。洋芹叶柄肥大富肉质，香味淡，主供生食，也可炒煮。两种芹菜都适合拿来打蔬果汁。本芹又分为白梗芹与青梗芹。白梗芹叶柄粗大，纤维柔软，香气不浓，适合拌炒。青梗芹叶柄较粗，香气浓郁，通常用来煮汤，可提升汤的香气与鲜味。

食材效用

● 降血压，降血脂

芹菜性凉，味甘、辛，可以平肝清热、祛风利湿，具有健胃、降血压、降血脂的作用。现代药理研究发现，芹菜富含维生素 A、维生素 E、膳食纤维以及硫、钾、钙、钠、镁等矿物质，都有助于降血压、降血脂。

● 祛病强身、稳定情绪

体质偏热的人在清明时节应多食芹菜等甘凉的食物，以增强体质。经常食用芹菜，也有助于清热解毒，祛病强身。如果出现心浮气躁、心神不宁的情况，可以买些芹菜烹饪，因为芹菜对稳定情绪，消除焦虑很有帮助。

食用方式

取芹菜 200 克、红枣 50 克，熬汤分次服用，不仅可辅助治疗高血压，还可平复焦躁情绪，清血管，保护脑部神经。

食疗医方

● 芹菜红枣汤

材料：芹菜 200 克、红枣 50 克、生姜 2 片，适量盐。

做法：分别洗净芹菜、红枣，红枣去核，芹菜切小段备用。在锅内放入 200 毫升清水，再放入姜片、红枣，开大火煮滚后改小火煮约 10 分钟，加入芹菜段，中火煮至熟，放盐调味即可。

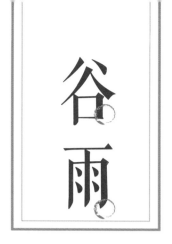

谷雨

GRAIN RAIN

4 月 19、20 或 21 日

阳历

红枣

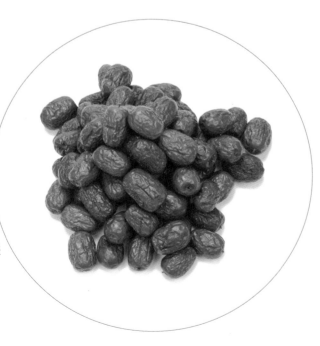

科：鼠李科

属：枣属

别名：干枣、大枣

功效：健脾养胃，补气养血，养颜美
容，保护肝脏

体质偏寒的人，谷雨节气防潮湿

历书记载："三月中，自雨水后，土膏脉动，今又雨其谷于水也……盖谷以此时播种，自下而上也。"意思是说，自谷雨节气起，气温快速回升，雨量变多，充沛的雨水使初插的秧苗、新种的农作物得以被灌溉、滋养。中医认为，寒为阴邪，主收引与凝滞。谷雨节气，潮湿的特性最容易伤人阳气，进而出现筋脉拘挛及气血阻滞等疼痛症状。寒分内外：外寒由外入侵，寒邪伤于肌肤体表，称为"伤寒"；内寒起于体内阳气不足，寒由内生。内外寒虽起因不同，却又互相影响，因此原本体质就偏寒怕冷的人，在谷雨时节特别容易感受外寒，而入侵体内的寒气也久久不散，导致寒上加寒。

雨量充沛，加速藻类繁殖

古代将谷雨分为三候："一候萍始生；二候鸣鸠拂其羽；三候戴胜降于桑。"意思是指谷雨时节雨量充沛，浮萍等藻类迅速繁殖，经常布满整个池塘水面，而浮萍含丰富蛋白质，是饲料和肥料的来源。家喻户晓的布谷鸟，"布谷，布谷"的啼叫声，仿佛提醒人们勿忘农时——听到"布谷，布谷"之时，正是种禾割麦之时。进而桑树上开始见到戴胜鸟，这是蚕宝宝将要生长的信号。

戴胜鸟喜欢筑巢在阳气生发旺盛的桑树上

戴胜鸟属犀鸟目戴胜科，全科仅有一种鸟，上半身呈棕色，下半身为黑棕相间，头戴特殊造型的羽冠，仿佛胜利的奖杯，亮橘色羽冠搭配末梢黑色收尾，非常美丽。

戴胜鸟作为夏候鸟，谷雨时节会迁徙到长江以北地区繁殖。古时我们的先人种植了大面积的桑树用以养蚕，附近的农田也为戴胜鸟提供了良好的觅食环境，由此吸引了大量的戴胜鸟在桑树上繁殖、喂雏，于是古人就将"戴胜降于桑"作为谷雨的物候现象。

谷雨 | 红枣

药材特质

科属及品种：红枣为鼠李科枣属落叶灌木或小乔木植物的果实。

食用功效：新鲜红枣含有丰富的维生素C及矿物质，有健脾养胃、补气养血、养颜美容等功效。现代药理学发现，红枣含有多种氨基酸等营养成分，能提高体内单核吞噬细胞系统的吞噬功能，有保护肝脏、增强体力的作用。可见，红枣不仅营养非常丰富，还能保护肝脏。

食用方式："一日吃三枣，一生不显老"，红枣可搭配其他食物炖煮。新鲜红枣有助于促进食欲，帮助消化；晒干后的红枣为上等中药材，营养丰富，可滋补养颜。体质偏虚的人在谷雨时节可以多吃些红枣，可补中益气、养血安神、健脾益胃、滋补养颜。

| 宜 | 体质偏虚的人食用，有助于养肝调脾。 | 忌 | 糖尿病患者、体质偏热的人不宜食用。 |

红枣养肝汤

● 材料：7 颗红枣，300 毫升水。

● 做法：红枣洗净后在 300 毫升水中煮沸，然后熄火，浸闷 30 分
　　　　钟即可饮用。

传　说

　　北魏时期，某日高阳太守巡视农庄时发现，村里有人在卖枣树，觉得很奇
怪，因为结枣的季节就快要到了，怎么在卖枣树啊？农夫说："虽然它外表壮
实，可是好几年都不结枣，还不如趁早把枣树给卖了。"太守说："我有办法让
它结果，但得先开堂审问枣树。"次日，太守开堂大声呵斥枣树："堂下枣树听
好，你的主人多年辛苦照料，怎么连个果也不结？"大家听了哄堂大笑。太守
又说："大胆枣树，动刑！"他说完便拿起大斧头，将枣树皮敲得树汁外流。太
守对农民说："你带树回家吧！它已经答应结果了。"夏末后，那枣树果真长满
了枣。其实敲打枣树的过程叫环剥。若生命受到威胁，植物出于本性，为了繁
衍后代就会先结果，而不再继续长高了。

山药

| 五味 | 甘 | 五性 | 平 | 归经 | 脾、肺、肾 |

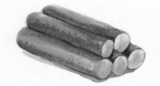

食材科属及产地

山药的学名是薯蓣，是薯蓣科薯蓣属的一种植物，原产地位于淮河附近，因而被称为"淮山"。山药易栽培，适合在黄沙土中生长，不但味道可口，营养价值也高，还有抗氧化、平稳血糖、降血压、改善血脂、调节女性激素等功效。

食用传说

相传在远古时期，为争天下，大国常攻打小国。在一场战役中，一个小国的军队被困，没有粮草。大国的军队扎营于周围，等待小国军队因饥荒而亡。小国军队的干粮吃完了，野草、野菜也拔光了，动物猎杀殆尽。日复一日，已过一年。大国军队猜想小国军队此时已经粮尽草绝了吧，于是放松了警戒和战备。夜里，大国军队正酣睡，忽然四周火把通明，并传来阵阵喊杀声。小国军队趁其不备，大举反攻，夺回了失地。原来小国军队被围困之地长满了一种草，夏天开白花或淡绿色花，地下根茎呈圆柱形，将其根茎拿来充饥，可使人精神百倍。小国军队人吃根茎，马吃藤草，于是兵强马壮，为纪念此藤草，将其取名为"山药"。

食材效用

● 调节免疫力

体质偏虚弱的人在谷雨时节多食用山药等甘味食材，有助于调节免疫力。

● 健脾益肾，补气养阴

中医认为，山药性平，味甘，主要的作用是健脾益肾、补气养阴。山药气味平和，温补而不骤，微香而不燥，体质偏虚的人非常适合食用山药。

● 抗衰老，调节免疫功能

研究显示，山药富含多糖，具有抗氧化活性，抗衰老，调节免疫的功能，对脾胃虚弱、慢性腹泻、食少体倦虚劳等症状，疗效颇佳。

食疗医方

● 山药瘦肉汤

材料：山药100克，瘦猪肉片100克，适量盐。

做法：山药去皮、切片，猪肉片洗净后冷水下锅，余烫至沸即可。将山药片、猪肉片放入1升冷水中，煮约40分钟后加盐调味即可。

● 山药浓汤

材料：山药400克，排骨400克。

做法：排骨熬成高汤备用，山药研磨成泥后加入高汤里，煮沸即可。

菠菜

五味 辛、甘 五性 凉 归经 肠、胃

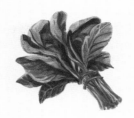

食材科属及产地

菠菜是藜科植物，耐寒，喜冷凉气候，适于在沙地或黏土壤里生长，根和叶均可食用。菠菜于 7 世纪左右传入中国，全年都可以买到新鲜菠菜。菠菜含多种维生素、蛋白质和矿物质，此外，菠菜中的胡萝卜素、维生素 C 含量都很高，是老少皆宜的蔬菜。

食材效用

● 降肝火

体质易上火的人建议在谷雨时节多食菠菜这类偏凉的食物来降肝火。

● 滋阴润燥，清热解毒，润肠通便

菠菜性凉味甘，有活血补血、滋阴润燥、清热解毒、润肠通便的效果。古籍记载，菠菜可"开胸膈、通肠胃"，大便涩滞及患痔人宜食用。

● 排除体内积热，抗衰老

体质偏实的人，由于肠胃内积热较多，容易在春季引发各种上火的症状，而菠菜是最佳的肠胃清热润滑剂，有助于排除体内积

热。菠菜本身富含的多种维生素及蛋白质、矿物质等，有助于抗衰老。

食用方式

菠菜一般凉拌食用：先将菠菜烫熟，沥干后拌入酱油、葱末、蒜末，拌匀即可。

食用提醒

唯一要提醒的就是食用菠菜前要先用开水烫，去除菠菜中多余的草酸再烹调，以免影响人体对钙的吸收。有缺钙症状的人、软骨病患者及容易腹泻的人，不建议多吃。

食疗医方

● 凉拌菠菜

材料：菠菜一盘，适量葱末、蒜末、生抽等调味料。

做法：先将菠菜烫熟后沥干，再拌入酱油、葱末、蒜末即可。

二十四节气养生笔记

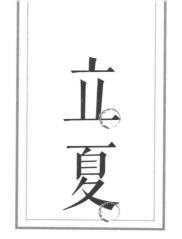

立夏

THE BEGINNING OF SUMMER

5月5、6或7日

阳历

莲子心

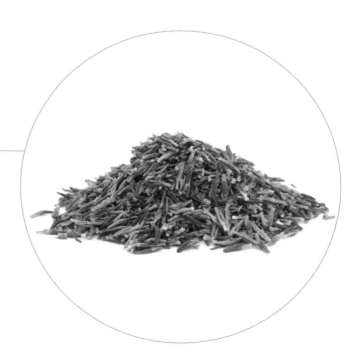

科：睡莲科

属：莲属

别名：莲心、薏、莲薏

功效：清心去热，止血涩精，
止渴除烦

立夏养生，养心为优先

历书记载："斗指东南，维为立夏，万物至此皆长大，故名立夏也。"意思就是说，立夏是正式告别春季，气温明显升高，炎夏将临，雷雨增多的季节，农作物也进入生长旺盛时期。立，有建立的意思，立夏正是夏天的开始。按照大自然的属性，夏属火，与心相应，因此立夏补养五脏应以养心为优先。

《黄帝内经》中记载："夏三月，此谓蕃秀。天地气交，万物华实，夜卧早起，无厌于日，使志无怒，使华英成秀，使气得泄，若所爱在外，此夏气之应，养长之道也。逆之则伤心，秋为痎疟，奉收者少，冬至重病。"

天气燥热，避免抑郁或暴怒

"夏三月，此谓蕃秀"，"蕃"茂也，盛也。"秀"，华也，美也。夏天，展现出截然不同的气候和景致，初春时节，稻禾嫩绿，此时的花草树木更加茂盛、秀丽。"天地气交"是指天空的云朵与地面蒸腾的阳气互相交流，万物都处于开花结果的状态。此时根据节气的转变，可以晚一点睡，但要早起，不要因为太阳太强烈而不去户外，只要做好防晒，应该趁此时多晒太阳。立夏时因为天气燥热，要适时调整心情，避免抑郁或暴怒。心情烦闷时，要适时疏泄，将体内紊乱的气宣泄出去以使自己变得平和。如果在夏季不好好养心、调理情绪，就可能会"伤心"，甚至在秋冬时发病。

阳虚体质的人，应多晒太阳

　　古代将立夏分为三候："一候蝼蝈鸣；二候蚯蚓出；三候王瓜生。"意思就是，立夏时节青蛙感受天气转变，开始活跃起来；蚯蚓是阴曲而阳伸的动物，白天因感受地热而爬出掘土；王瓜的蔓藤也在这一时节快速地攀爬生长。立夏时节万物茂盛，正是一年当中守护阳气的最佳时节。因此，阳虚体质的人，更应该多晒太阳，多做深呼吸，如此才有利于采集外界阳气来补益人体的正气。

立夏 | 莲子心

药材特质

科属及品种： 莲子心是以睡莲科植物莲的成熟种子中间的绿色胚芽晒干制成的。

食用功效： 莲子心的味道较为清苦，临床上经常用于清心去热、止血涩精，还可止渴除烦，其降压去脂的效果也不错。

现代药理研究发现，莲子心含生物碱、木犀草素、金丝桃素及芦丁等，具有降压作用和一定的强心作用。中医认为，莲子心性寒，味苦，具有清热固精、安神强心、止血涩精的功效，可缓解心火上炎引起的烦躁不安、神志不清和梦遗滑精等症。所以体质燥热的人在立夏时节多食莲子心等苦味的食物，有利于增强体质。

食用方式： 莲子心具有养心安神的效果，需要频繁使用脑力的工作者，泡莲子心茶饮用可以健脑，增强记忆力，提升工作效率，同时能预防阿尔茨海默病。立夏时期，建议以莲子心加水冲服，除了能清心降火，还有利于改善便秘的情况。中医认为苦味入心，莲子心有很好的降心火效果，适用于容易口舌生疮的体质，并有助于睡眠。

| 宜 | 体质燥热的人可多食，有利于增强体质。 | 忌 | 过于苦寒，不适合长期饮用。 |

提醒：要特别提醒，莲子心过于苦寒，并不适合长期食用。另外，不建议晚上喝莲子心茶，以免安神不成反而导致尿频，影响睡眠。

莲子心茶饮

● 材料：取 50 克银耳泡发，莲子心 200 克、红枣 10 颗、适量冰糖。

● 做法：将泡发的银耳去蒂并汆烫，锅中水煮沸，放入莲子心、红枣续煮 20 分钟，再加入银耳煮 10 分钟后焖一下，最后加冰糖煮化即可。

苦瓜

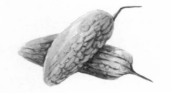

| 五味 | 苦 | 五性 | 寒 | 归经 | 心、肺、脾 |

食材科属及产地

苦瓜是葫芦科苦瓜属，一年生草本植物。原产于南亚、东南亚和加勒比海群岛等地。按果实形状和表面特征分为长圆锥形和短圆锥形两类。

食材效用

● 苦瓜素可提升食欲，提神解劳

苦瓜特殊的苦味来源为苦瓜素，它有提升食欲、降低血压、消暑退热、提神解劳、清血明目等作用。

● 明目解毒，止渴消暑

体质燥热的人在立夏时节，应多食苦瓜等苦味食物来增强体质。立夏后，气温渐热，心脏的工作强度日增，所以饮食应以养心为主，吃具有益气祛暑、养阴清心作用的食物，如苦瓜，有助于降火气。清代王孟英的《随息居饮食谱》中说："苦瓜清则苦寒，涤热，明目，清心……味甘性平，养血滋肝，润脾补肾。"所以苦瓜具有清热去心火、明目解毒、补气益精、止渴消暑等效果。

● **保护心脏，降低胆固醇**

现代研究发现，苦瓜的维生素 C 含量很高，具有预防维生素 C 缺乏症、动脉粥样硬化，保护心脏等作用。苦瓜素更被誉为"脂肪杀手"，能帮助降低胆固醇及甘油三酯。

● **调节免疫力，抗癌**

苦瓜皂苷有降血糖、降血脂、预防骨质疏松、调节内分泌、抗氧化、抗菌以及调节免疫力等作用。另外，苦瓜中的皂苷和多糖等活性成分对癌细胞的增殖也有一定的抑制作用，具有一定的抗癌效果。

食用方式

苦瓜皮的颜色有白色和绿色两种。白皮的苦瓜幼时为淡绿色，食用时为白色，成熟时会转变为橘红色，如白莲苦瓜、白玉苦瓜，它们的味道不算苦，适合做汤。绿皮的苦瓜成熟时变为青红色，如翡翠苦瓜、青肉苦瓜，它们适合快炒或凉拌。怕苦的话可以将苦瓜的内膜去净，或将苦瓜切片后汆烫，这样可以减轻苦味。

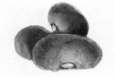

绿豆

| 五味 | 甘 | 五性 | 寒 | 归经 | 心、胃 |

食材科属及产地

绿豆是豆科豇豆属草本植物，原产于印度，中国各地都有种植。绿豆芽为绿豆经加工后萌发的嫩芽，中国各地均有培育。

食材效用

● 清热解毒，调补肠胃

绿豆芽入菜的最早记载出现在秦汉时期的相关文献。《本草纲目》记载："绿豆色绿，小豆之属木者也。通于厥阴、阳明。其性稍平，消肿治痘之功虽同赤豆，而压热解毒之力过之。且益气，浓肠胃，通经脉，无久服枯人之忌。但以作凉粉，造豆酒，或偏于冷，或偏于热，能致人病，皆人所为，非豆之咎也。豆粉须以绿色黏腻者为真。外科治痈疽，有内托护心散，极言其神效，丹溪朱氏有论发挥。"绿豆、绿豆壳及绿豆芽功用稍有不同：绿豆可以清热解毒，调补肠胃，补益元气，通经脉；绿豆壳性寒，味甘，无毒，能解热毒，退目翳；绿豆芽性平，味甘，无毒，可解酒毒、热毒，利三焦。

● 绿豆芽可预防便秘

绿豆在发芽的过程中，部分蛋白质会分解成易被人体吸收的游离氨基酸，一些产生气体的糖类则完全消失，所以食用绿豆芽不会像过量食用绿豆那样引起腹部胀痛。研究发现，绿豆芽中含有蛋白质、脂肪、碳水化合物、多种维生素、膳食纤维、胡萝卜素和磷、锌等矿物质，营养较为丰富。因为富含膳食纤维，所以绿豆芽与韭菜同炒，可用于预防便秘，这种做法既安全又有效。

● **绿豆芽可清暑热，美肌肤**

绿豆芽含多种维生素，经常食用对于维生素 B_2 缺乏、维生素 C 缺乏引起的病症等都有辅助治疗作用。

中医认为，绿豆芽不仅能清暑热、通经脉、解诸毒，还能调五脏、美肌肤、利湿热，适用于湿热郁滞、食少体倦、热病烦渴、大便秘结、小便不利、目赤肿痛、口鼻生疮等症。

● **绿豆芽适合肥胖人进食**

绿豆芽特有的蛋白质成分可以分解成易被人体吸收的游离氨基酸，富含的膳食纤维有助于促进肠胃蠕动，帮助排便，是减肥人士的饮食佳品。

食疗医方

● **绿豆芽炒韭菜**

材料：绿豆芽 500 克，韭菜、酱油、葱段各适量。

做法：韭菜择洗干净后切段，油锅烧热爆香葱段，倒入绿豆芽和韭菜合炒，淋上酱油，继续炒熟即可。

二十四节气养生笔记

第二章

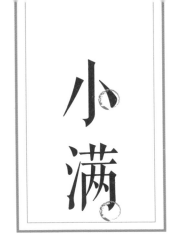

小满

LESSER FULLNESS OF GRAIN

5 月 20、21 或 22 日

阳历

藿香

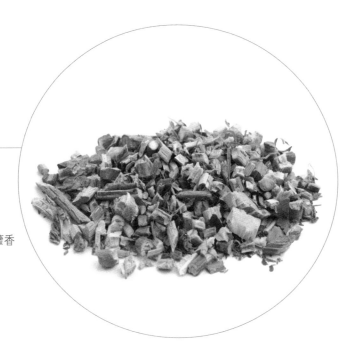

科：唇形科

属：藿香属

别名：青茎薄荷、石牌藿香、南藿香

功效：镇静，收敛

天气闷热，身体不清爽

历书记载："斗指甲为小满，万物长于此少得盈满，麦至此方小满而未全熟，故名也。"意思是说，小满时节，许多农作物的籽粒开始灌浆饱满，但尚未完全成熟，所以称为"小满"。此时气温明显升高，预示着天气将比立夏时更湿、更热、更闷，尤其雨量将明显增加。每年立夏时节，梅雨在江南持续，而且人们经常会感觉体内被热气及湿气闷住，散不出去，身体不清爽，东西也容易发霉。

适当苦味降心火，解除烦闷感

中国古代将小满分为三候："一候苦菜秀；二候靡草死；三候麦秋至。"意思是说，小满时节苦菜已经茂盛生长。中医认为，吃苦入心，化燥伤阴，适当食用苦味食物可以降心火，解除身体湿热不出的烦闷感。但苦味食物千万不能多吃，以免损伤脾胃，影响人体阴液，导致恶心、呕吐等不适。小满时，一些细软的草类也因为烈日照射渐渐枯萎，小麦逐渐成熟了。

小满时节的起居应顺应阴阳消长的规律，晚睡早起，以顺应体内阳气的生发，同时可以做些怡情养性的活动，比如下棋、练书法，以陶冶情操。

小满 | 藿香

药材特质

科属及品种：藿香是唇形科多年生草本植物广藿香的全草的地上茎部分经过干燥后制成的。

产地：主要产于中国、印度尼西亚、菲律宾、马来西亚等地。

食用功效：中医认为藿香性平，味辛苦，具有镇静及收敛的作用，临床上经常用于治疗感冒、发热、咽喉炎、扁桃体炎等，还可外用于治疗刀伤及轻微发炎症状。

藿香一般为芳香化湿药材，主要治疗湿阻中焦之脘腹痞闷、食欲不振、呕吐、泄泻、外感暑湿的寒热头痛等。

食用方式：体质虚寒怕冷的人，在小满时节可以多吃一些温性但不过燥的食物，例如藿香，来增强体质。健胃祛湿又能适当散寒的食材，非藿香莫属。

外用：藿香还可以用于处理蚊虫咬伤，通常只需取一片新鲜的藿香叶子，用力搓揉出特殊气味后直接敷在蚊虫叮咬处，便能很快消肿、止痒。

提醒：俗称"左手香"的植物与藿香非常相似，也具有防蚊虫叮咬、去痈疮肿毒等效果，但其实它是与藿香不同的植物。

宜 一般食疗时以6克藿香入菜，多熬排骨汤或鸡汤食用。

忌 脾胃不佳的人不能多吃。

霍香烘蛋

● 材料：鸡蛋 1 个，霍香 30 克，适量橄榄油。

● 做法：鸡蛋打散，霍香切碎，与鸡蛋液拌匀后，在平底锅里加
点橄榄油煎熟即可。

● 功效：对肠胃炎、腹胀、口腔溃疡等有预防的作用。

第二章

牛蒡

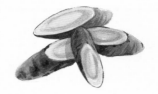

| 五味 | 苦 | 五性 | 寒 | 归经 | 肺、胃 |

食材科属及产地

牛蒡是菊科牛蒡属二年生草本植物，常用部位为其根。牛蒡起源于中国、印度和欧洲，日本、北美洲也有种植。

食材效用

● 预防大肠癌，抗衰老，补肾壮阳

牛蒡富含的木质素可以预防大肠癌；菊糖成分则有助于平稳血糖，经常食用也有抗衰老的作用。古代，牛蒡被视为可增强男人体力及补肾壮阳的圣品，女性如果从市场买牛蒡回来，一定要把牛蒡藏在菜篮底下，以免被看到，引人遐想。

● 改善便秘，降低胆固醇

体质燥热的人在小满时节可以多吃牛蒡来增强体质。牛蒡的膳食纤维可以促进大肠蠕动，帮助排便，改善便秘，降低体内胆固醇。牛蒡除了具有利尿、祛痰等作用外，对高血压、高胆固醇血症的患者也有帮助。

● 增强肝脏代谢和解毒功能

牛蒡保肝的功效源自多酚类物质，多酚类物质能增强肝脏的代

谢与解毒功能，进而促进血糖、血脂的代谢。

● **具有减重及稳定情绪的效果**

牛蒡含多种矿物质，有助于稳定情绪；所含的氨基酸能帮助我们补充体力；所含有的皂苷成分则有助于瘦身。

食用提醒

在感冒、上火时不能多吃牛蒡，肠胃功能不佳时也不宜多吃。同时牛蒡属于高钾食物，肾功能不佳及有糖尿病、肾病的人都不能吃太多。

食疗医方

● **牛蒡莲藕腔骨汤**

材料：腔骨 1 千克，莲藕 1 节，牛蒡 1 根，大枣 8 颗，八角两粒，葱段、姜片、枸杞、盐各适量。

做法：1. 腔骨清洗，放入清水中煮沸，沸腾两三分钟后捞出，再用清水洗去浮沫，备用；莲藕去皮，切块；牛蒡清洗后切成约 2 厘米的斜片；大枣洗净。

2. 将备好的腔骨、莲藕块、大枣、八角、葱段、姜片一起放入锅中，加没过食材的清水，大火煮沸，然后加入牛蒡片和枸杞小火炖至藕酥、肉出骨，加盐调味即可。

冬瓜

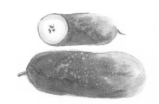

| 五味 | 甘 | 五性 | 凉 | 归经 | 肺、大肠、小肠、膀胱 |

食材科属及产地

冬瓜是葫芦科草本植物，原产于中国和印度。据记载，中国于秦汉时期已经开始栽种冬瓜。16 世纪时冬瓜传入欧洲，19 世纪时传入南美洲、北美洲，目前世界各地都有栽种。常见品种有白壳大冬瓜、青壳长冬瓜、细长大冬瓜三大类，其中以外皮好像撒上一层"白粉"的冬瓜的品质为佳。

食材效用

● 消暑退火，瘦身减重

冬瓜是小满时节消暑退火的好食材，所含维生素 C 非常丰富，且含有抑制糖类转化为脂肪堆积的丙醇二酸及促进人体新陈代谢的葫芦巴碱。可以说，冬瓜是小满时节瘦身减重的最佳食材。

● 促进皮肤新陈代谢

冬瓜含有许多能活化细胞的物质，不但能促进皮肤的新陈代谢，而且能抑制黑色素形成，是夏天美白防晒的好食材。冬瓜子中含有的瓜氨酸的祛斑、美白的效果更胜于冬瓜的果肉。

由于冬瓜子颗粒硬，并不容易食用，建议将其煮成汤汁饮用。

这样自制的"全冬瓜茶",不仅能达到美白消肿的效果,而且卫生健康。

食用提醒

体质偏实的人在小满时节可以多吃冬瓜,其不仅清热健脾,还有助于祛湿。中医认为,冬瓜味甘淡,性凉,具有润肺生津、化痰止渴、利尿消肿、清热祛暑、解毒排脓的功效,对于暑热口渴、痰热咳喘、水肿、糖尿病、痤疮、雀斑、痔疮等,均有帮助。

不过冬瓜虽可清热降火,但寒性体质、饭后腹胀不适的人不宜多吃。这类人要吃冬瓜的话,可以加点姜来中和冬瓜的凉性,避免伤及肠胃。

食疗医方

● 全冬瓜茶

材料:冬瓜、水、白糖各适量。

做法:将冬瓜洗净,连皮带子切成小块,加入适量水和白糖,以中火煮开后,改小火熬煮,至汤汁略浓,且颜色略呈褐色即可。

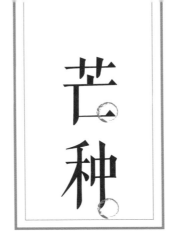

芒种

西洋参

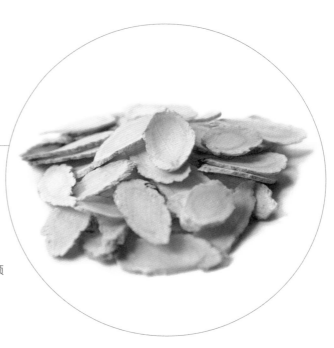

科：五加科

属：人参属

别名：花旗参、洋参

功效：滋阴补气，生津止渴，除烦
躁，抗疲劳

正式进入夏季，湿气大增

历书记载："斗指已为芒种，此时可种有芒之谷，过此即失效，故名芒种也。"意思就是，此时最适合种有芒的谷类作物，例如晚谷、黍、稷等。此时天气已经相当炎热，正式进入夏季。正值端午节，家家户户会在门口挂些菖蒲、艾叶，一方面驱毒避邪，另一方面增添节庆的热闹。芒种节气，因为湿气大增，让人容易感觉懒散，不但体热及汗液不易排出，且常有四肢倦怠、有气无力的感觉。此时养生保健的重点在于多做运动，以利气血循环，同时别因为天气燥热而贪食冷饮。而且，此时蚊虫较活跃，容易传染各种疾病，如果伤了脾胃也容易影响身体健康。

盛夏时节，伯劳鸟过境恒春

中国古代将芒种分为三候："一候螳螂生；二候鹏始鸣；三候反舌无声。"意思是指深秋产卵的螳螂，会有海绵状的卵囊，在芒种时节每个卵囊都有上百只小螳螂破壳而出。一种中小型的伯劳鸟（即鹏鸟），会发出刺耳聒噪的鸣叫声。每年九月，伯劳鸟由中国台湾恒春地区过境，飞往菲律宾过冬，隔年五月再循原路返回，返回时的伯劳鸟反而不再鸣叫。据说伯劳鸟是感阳而发声，遇阴则无声。

我们在盛夏时可以选择生津止渴的饮食，但还是要避免过食生冷之物，同时要清淡饮食，适时晒晒太阳，还要午休养精蓄锐，保持心情愉悦，如此才是芒种时节的养生之道。

芒种 | 西洋参

药材特质

科属及品种：西洋参是五加科多年生草本植物，原产于美国北部、加拿大南部，以美国威斯康星州为主。

产地：一般依产地分成两种，即花旗参与加拿大参。美国旧称为"花旗国"，花旗参由此得名。受气候影响，花旗参的参面横纹比较明显。加拿大目前是全球最大的西洋参生产国，因为加拿大安大略省的土壤、气候、环境等都适宜培育西洋参。

食用功效：体质虚寒的人在芒种时节可以多食用西洋参来调理体质。在《补图本草备要》和《本草纲要拾遗》中皆记载西洋参味苦、微甘，性凉，具有滋阴补气、生津止渴、除烦躁、清虚火、扶正气、抗疲劳的功效。这说明西洋参具有益气养阴的功效。

经研究发现，西洋参中的人参皂苷对中枢神经有益，具有让人静心宁神、消除疲劳、增强记忆力等作用。常服西洋参可以抗心律失常、心肌缺血、心肌氧化，强化心肌收缩能力。长期服用西洋参，对冠心病患者表现出来的心慌气短，疗效显著。

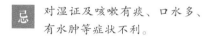

宜 体质虚寒的人建议多食用西洋参来调理体质。

忌 对湿证及咳嗽有痰、口水多、有水肿等症状不利。

西洋参还可以调节血压，有助于高血压、心律失常、冠心病、急性心肌梗死、脑血栓等的治疗。西洋参作为补气保健药材，还可以调节免疫力。

传　说

相传很久以前，山东有座云梦山。山中寺内有两位和尚，师父常下山吃喝玩乐，还虐待小徒弟。徒弟面黄肌瘦，干活也非常辛苦。有一天，来了一位红肚兜小孩帮他做事，但只要师父一回来，红肚兜小孩便不见了。时间长了，小徒弟干粗活一整天也不累，脸也变得红光满面。在师父逼问之下，徒弟只好据实以告。后来，师父命徒弟用一根红线穿上针，别在红肚兜小孩身上。次日，师父把徒弟关起来，循线找去，找到一棵老红松树旁，挖出"参童"带回煮，并特别嘱咐徒弟千万不可揭锅，火不可停。可是，徒弟被锅内芳香灵气所驱动，连汤带参全部喝光。

师父回寺，徒弟一见不妙，情急害怕，急忙逃跑，跑着跑着腿竟轻飘起来，腾空而去，留下气急败坏的师父。原来老红松树旁长着一对"参童"，一个"参童"被盗挖后，另一"参童"从山东逃到关外深山老林，在长白山上住下，因人烟稀少，可免再遭殃。从此关内人参渐少，关外人参渐多且因年久而品良。

芒 果

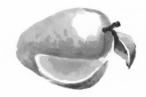

| 五味 | 甘酸 | 五性 | 凉 | 归经 | 胃、脾、肾、膀胱 |

食材科属及产地

芒果是漆树科木本植物，原产于印度。

市场上常见的有土芒果、改良种、南洋种与新兴种四个品种，其中土芒果是最有芒果香气的品种，一般果形圆短，果皮均匀泛黄，果肉纤维多，口感甜中带酸。改良种包括爱文芒果、海顿芒果、圣心芒果、凯特芒果等。爱文芒果的果皮为亮橘红色，盛产于芒种季节，香气越浓烈者越成熟，颜色越红者越香甜，外表带果粉者比较新鲜，纤维细致且果实小，是非常受欢迎的品种。同样为改良品种的凯特芒果，盛产期要到九月，而且果皮颜色较特殊，同时有红、黄、绿三种不同颜色的渐层，非常美丽。不同于爱文芒果的绝对香甜，凯特芒果甜中带酸的风味，犹如恋爱中的酸甜滋味，令人难忘。新兴种的金煌芒果，体型较大，一颗重达 500～1 000 克，果皮为均匀的淡黄色，纤维细致味道清香，可以享受大口吃芒果的乐趣。同为新兴种的玉文芒果，结合了爱文芒果的橘红果皮颜色和金煌芒果的口感风味，是吃一口便可让人留下深刻印象的品种。

"芒种夏至，芒果落蒂"，指的是芒果在芒种后上市。"芒种逢雷美亦然，端阳有雨是丰年"，意思是说，芒种的雨水是丰收的前兆。

食材效用

● 解渴生津，止呕，止晕车晕船

芒果美味可口，含有丰富的碳水化合物、有机酸、维生素 A、维生素 B_1、维生素 B_2、维生素 C 及磷、钙、铁等。中医认为，芒果性凉，味甘酸，能解渴生津，生食能止呕，止晕车晕船。

● 芒果核解毒降压

芒果核入药能解毒消滞，降血压。

食用提醒

● 过敏体质的人不可多吃

容易皮肤过敏的人，不能多吃芒果。芒果还未成熟时，果蒂部位会有白色汁液渗出，里面的间苯二酚类成分容易诱发过敏。所以如果真的很想吃的话，建议请他人去皮后切小块食用，避免接触到残留在果皮上的汁液。但如果是严重过敏体质的人，一吃芒果便会出现荨麻疹、丘疹、红疹、小水泡、呕吐等症状，或是嘴唇周围出现一圈红肿，引起声音沙哑等症状。这类人千万不能吃芒果，严重时甚至会引起过敏性休克。

● 肾功能不佳或心脏病患者，需注意每天所食分量

芒果是高钾食物，可以帮助降压。但是如果是肾脏功能不佳或心脏病患者，每天吃芒果的分量，最多不能超过自己的一个拳头大小。以爱文芒果为例，一天最多只能吃半个。

黄瓜

五味 甘　　五性 凉　　归经 脾、胃、肺

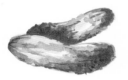

食材科属及产地

黄瓜是葫芦科一年生草本植物，原产于印度北部，汉武帝时张骞出使西域将其带回，又称"胡瓜"。

黄瓜生长期短，收获量大，一般分为大黄瓜及小黄瓜两种。大黄瓜又称"刺瓜"，其瓜面有疣状突起的细刺。小黄瓜依长度分为5寸[1]种及7寸种，一般细小的品种风味较佳。由于小黄瓜属于连续采收型作物，所以在采收时，有些作物已经成熟可供采收，有些则未熟仍需要喷洒农药，因此小黄瓜表面经常被检验出农药残留。其实只要使用流动的清水清洗就能去除大部分残留在小黄瓜表面的农药、虫卵等。

食材效用

● 利尿消水肿，消炎、瘦身

中医认为，黄瓜性凉，味甘，具有清热、解毒、止渴、利尿、消水肿、润肠通便、消炎、瘦身等功效。

[1] 注：1 寸 ≈ 3.33 厘米

● **帮身体补水，预防中暑**

　　黄瓜富含水分，能帮助身体补水，并在炎热的芒种时节帮助身体维持体温，预防中暑。

● **阻止黑色素沉积，维持皮肤活力**

　　黄瓜含丙醇二酸，可以抑制糖类转化成脂肪被吸收；含丰富维生素 C，可以阻止黑色素沉淀。黄瓜的种子也是宝，富含维生素 E，能帮助肌肤维持青春活力，同时增加身体能量。

食用方式

● **体质燥热、容易上火的人适合多食黄瓜**

　　体质燥热的人在芒种时节可以多食用黄瓜来调理体质。有慢性疾病，如糖尿病、高血压、高脂血症以及经常喉咙肿痛的人，口渴、心烦、便秘、上火的人，特别适合多吃黄瓜。

● **女生经期时，需搭配温性食材共食**

　　因为黄瓜较寒凉，脾胃虚寒及慢性腹泻体质的人不宜多吃。女性月经期间如果要吃黄瓜，建议搭配一些温性的食材共食，以免有寒性痛经的人发生更严重的痛经。

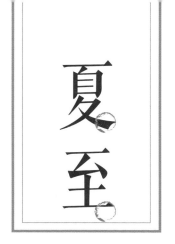

夏至

THE SUMMER SOLSTICE

6月21日或22日

阳历

何首乌

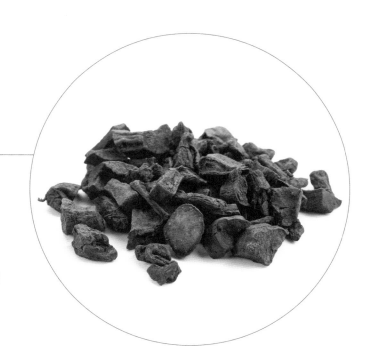

科：蓼科

属：何首乌属

别名：首乌、地精、红内消

功效：解毒，消痈，润肠通便

体质虚寒的人，建议"冬病夏治"

历书记载："日北至，日长之至，日影短至，故曰夏至。"意思就是说，夏至是阳气最旺盛的时节，接下来太阳直射地面的位置逐渐南移。夏至过后，白日时长渐渐缩短，而此时也是体质虚寒的人进行"冬病夏治"的大好时机。

一年中最热的时候

俗话说，"不过端午不收冬衣"。端午在芒种时节，偶尔还会有昼夜温差大的情况。夏至之后，到了所谓"三伏天"，也就是一年中最炎热的时候了，这时人们容易食欲不振，身体烦热。长年有过敏性鼻炎、哮喘、支气管炎的人，在夏至时节可以在背部特定的穴点进行药物敷贴，以夏季的心火克制秋季的肺金。利用中医五行相克的原理养生，扶正祛邪，固本培元，使好发于秋冬的"冬病"，能在夏至时达到"夏治"的目的。

梅雨季节正式结束

古代将夏至分为三候："一候鹿角解；二候蝉始鸣；三候半夏生。"意思是说，立夏时节鹿的前角开始脱落，由于鹿属阳，角往前长，而古人认为夏至时阳气最盛，接着便开始衰微，于是鹿角也开始脱落。夏天的蝉又称"知了"，雄蝉在夏至时会鼓翼而鸣。天南星科的半夏在夏至后也开始生长，因为半夏是喜阴的植物，所以在夏至后才开始生长。

由此也可得知夏至实为大自然的分界点，梅雨季节已正式结束，紧接着是台风频繁的时候，而此时也正是中医养生中相对困难的时期。此时，建议避免风扇及空调直吹，以免寒邪骤然入侵引起感冒，同时也要避免在烈日下曝晒以致中暑。

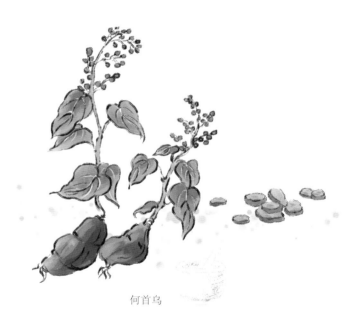

何首乌

夏至　何首乌

药材特质

科属及品种：何首乌为蓼科何首乌属多年生草本植物，常用部位为其干燥根茎。

产地：原产于中国江苏、浙江、广东、广西、河南、安徽、贵州、四川、台湾等地。

食用功效：何首乌的块茎状似人形，民俗疗法中被用于治疗风湿及关节疼痛，也用于缓解感冒、湿咳等病症。

相传何首乌是一种一根两藤的植物，日间两藤分开生长，夜间却交缠一起，故又名夜交藤。干燥藤具有养血安神、祛风通络的效果，经常用于治疗失眠多梦等情况。

中医认为，何首乌性平微温，味苦甘涩，有补精髓、益血气、乌须发、散痈肿、益肾、养血、祛风等功效。现代药理研究发现，何首乌含有卵磷脂，有强壮神经的功效；含有大黄根酸，有促进肠道蠕动的作用，能阻止胆固醇沉积，有助于减轻动脉粥样硬化的症状。

此外何首乌还能促进造血、调节免疫功能，保肝降血脂、抗动脉粥样硬化，同时富含维生素 E 可预防皱纹产生，可以说是养

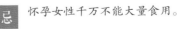

宜 体质燥热的人食用，可以养肝阴、增强体质。　　**忌** 怀孕女性千万不能大量食用。

生、养颜的佳品。

食用方式：体质燥热的人在夏至时节可以多吃一些既能养肝阴，又能顺应夏至时节阴阳互转的食物，来增强体质。何首乌炖鸡便是不错的选择。

何首乌鸡

● 材料：乌鸡1只，何首乌50克，盐适量。

● 做法：先将乌鸡整只氽烫备用，再以20杯水煮何首乌至水只剩15杯，筛渣取汁，再把整只鸡加上何首乌汁，小火炖煮一个半小时，加适量盐即可。

● 功效：何首乌可补肝益肾，养血祛风；乌鸡肉可补五脏、益气力、壮阳道、添精髓。两者合用具有滋肝养肾、扶阳助阴的功效。

传　说

　　相传古时候有一位姓何的人，已到花甲之年，头发都白了，身体也十分虚弱。一天，他在山中遇到一不明植物，掘其根块食之。之后常服用此植物根块，不久头发变得乌黑，而且身体状况转好，因而将此植物称为"何首乌"。

　　又有一传说，汉朝才子司马相如因长年劳碌而头发早白，汉武帝派太医为其医治。太医给司马相如吃了一种不知名的丸药后，司马相如的白发竟转为黑发。因为太医姓何，便将此药称为"何首乌"。

　　当然传说不可考，但是何首乌黑发的功效，却深植于民间传说。

番茄

五味 甘、酸　五性 微寒　归经 胃、肝、肺、大肠

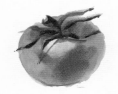

食材科属及产地

番茄为茄科草本植物，常用部位为其浆果，原产于南美洲，16世纪传入欧洲，17世纪传入亚洲。由于外形与柿子十分相似，且一样有鲜红色的外皮，故番茄又称为"西红柿"。番茄一般可分为大果及小果两种。

食材效用

● 减缓血管老化，抗氧化

番茄含有丰富的茄红素及维生素 C，不仅可以减缓血管老化，降低血脂，还可抗氧化。无论生吃还是熟食，都能摄取到番茄的丰富营养。番茄中的茄红素在加热过程中并不会流失过多，切碎后反而会释放更多茄红素，烹调后更利于身体吸收，增强番茄抑制自由基及抗氧化的功效。

● 生津解渴，清热解毒

中医认为，番茄性微寒，味甘、酸，具有健胃消食、生津止渴、清热解毒、降低血压、凉血平肝、补血润燥、舒筋活络等功效。在夏至时节吃番茄，其酸甜滋味还能促进食欲。

食用提醒

● 体虚者不宜多吃，减肥者建议食大番茄

体虚的人不建议多吃，肠胃虚寒者也不可多食，否则容易引发胃痛。想要利用番茄减肥的话，建议选热量更低的大番茄。

食疗医方

● 健胃消食番茄粥

材料：番茄 250 克，大米 150 克，白糖适量。

做法：1. 番茄洗净，撕去外皮，切丁。

2. 清水下锅加米煮成粥后，将白糖、番茄丁加入米粥中，继续煮沸片刻，倒出晾凉即可。

蕹 菜

| 五味 | 微甘 | 五性 | 寒 | 归经 | 肠、胃 |

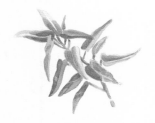

食材科属及产地

蕹菜即大家所熟知的空心菜，因植物的茎部中空而得名。蕹菜为旋花科一年生或多年生草本植物，原产于中国及印度，中国南部及西南部分布较多。空心菜一般分为大叶种及小叶种两种。大叶种的茎较粗长，叶片为长三角形，口感较粗，多栽培于水田。小叶种的茎较细长，叶片为尖剑形，多栽培于旱地，一般口感细腻，而且因富含铁，烹饪过程中容易因为氧化而变黑。

食材效用

● 清凉止血，清热解毒

中医认为，空心菜性寒，味甘，可用于凉血止血、清热利湿、润肠通便、消除口臭。小朋友出疹后，适时吃些清热解毒的空心菜汤对恢复有帮助。临床上，经常流鼻血、反复尿血、便秘以及有痔疮或糖尿病的患者，都非常适合食用空心菜。

食用提醒

空心菜属于高钾食物，肾功能不佳者不宜多吃。有消化性溃疡者也不适合吃空心菜。女性在月经期间也不宜多食。

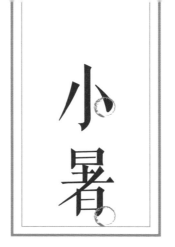

小暑

金银花

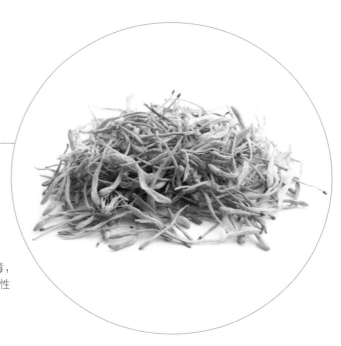

科：忍冬科

属：忍冬属

别名：忍冬花、鹭鸶花

功效：性寒，味甘，可清热解毒，
用于温病发热及多种感染性
疾病

天气炎热，容易疲倦乏力

历书记载："斗指辛为小暑，斯时天气已热，尚未达于极点，故名也。"意思是说，小暑时已进入炎热的夏天，暑是指温热之气。古人认为，夏至时虽然日照最长，但是地表吸收太阳的热气要累积酝酿一段时间，在小暑之后才会慢慢散发出来。

此时天气炎热，人们经常出现心烦气躁、疲倦乏力的情况，容易情绪失调，也是最易发"空调病""冷气病""冰箱病"与"风扇病"的时期。因为气候炎热，气温较高，人体新陈代谢加快，所以此时能量消耗明显，人们格外贪凉。夏季食物容易腐败，如果饮食不洁就容易导致病从口入。因此，应尽量克制口腹之欲，以免影响身体健康。

蟋蟀跑到墙角避暑气

中国古代将小暑分为三候："一候温风至；二候蟋蟀居宇；三候鹰始鸷。"意思是指，小暑时节天气炎热，不再有一丝凉风，而是有燠热难耐的暑气与热风。由于天气炎热，蟋蟀离开炎热的田野，跑到庭院的墙角下避暑。天空中可以看到老鹰带领着小鹰在空中展翅飞翔，练习搏击和猎食的技巧。

小暑 | 金银花

药材特质

科属及品种: 金银花为忍冬科忍冬属,多年生半常绿缠绕木质藤本植物,常用部位为其花苞。金银花一名出自《本草纲目》,由于花初开为白色,后转为黄色,因此得名。

产地: 原产于中国和日本。

食用功效: 中医认为,金银花性寒,味甘,临床用于治疗温病发热、热毒血痢、痈肿疔疮、喉痹及多种感染性疾病。现代药理研究发现,金银花含有木犀草素、肌醇、皂苷,分离出的绿原酸和异绿原酸是其抗菌的有效成分。临床试验发现,金银花萃取液对减少肠道吸收胆固醇、促进巨噬细胞活性、调节免疫力、兴奋中枢神经都有帮助。

提醒: 虽然小暑时节来一杯金银花茶有助健康,但是脾胃虚寒及气虚、疮疡脓清者忌服。

宜 适用于治疗肺部和胃部的不适等病症。

忌 体质寒凉、胃肠不好的人勿食。

金银花茶

● 材料：3 克干燥金银花，适量矿泉水。

● 做法：取金银花入杯，以 90℃的热水冲泡并浸闷 3 分钟，掀盖时
会有氤氲上升的香气，轻啜一口，细细品味。

第二章

传　说

相传古代有一农家，生了一对双胞胎女儿，分别取名为金花、银花。两姐妹
自小天生丽质，活泼可爱，一转眼 16 年过去了，金花、银花不但长得亭亭玉立，
美若天仙，而且手足情深，形影不离。虽然不断有人上门提亲，但金花、银花为
了不分离，希望对象也是孪生兄弟，而且相貌、人品、感情也都要很好，否则宁
缺毋滥。

当然几乎不可能有合乎标准的人，她们也一直待字闺中。有一天，金花突然
罹患一种热性传染病，医生嘱咐必须隔离，但银花不听劝告，依旧日夜守着姐
姐，结果也被感染。姐妹俩一起病倒了，最后医生束手无策，两姐妹含泪去世。
隔年春天，在她们的墓上长出了一种藤蔓，先开白花，再变黄花，能治热疾，人
们称之为"金银花"。

莲 藕

五味 甘　五性 寒　归经 心、脾、胃

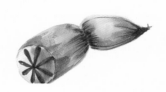

食材科属及产地

莲藕为莲科植物莲的根茎，原产于中国、印度。我们一年四季都能买到莲藕，其中，藕节粗且短，长度不超过其中心直径两倍的莲藕比较好吃。外形越饱满，表示莲藕的成熟度越高，口感越好。最好买未清洗过、带有湿润泥土的莲藕，这样的藕比较新鲜。

莲藕自古以来就被视为滋养食品，由于切面多为七孔，因此也被称为"七孔菜"。莲藕一般可分为两种：一种是皮黄肉白的莲藕，口感脆嫩水分多，适合做菜；另一种是皮肉淡红的莲藕，淀粉含量较多，常被加工成藕粉。

食材效用

● 可清热止血又可补气养血

中医认为，莲藕生用性寒，味甘，可清热生津、凉血止血、散瘀消肿，适合口干舌燥及火气大的人食用。莲藕熟食性则由寒转温，有健脾养胃、补气养血、止泻缓痛的效果，适合胃肠虚弱、消化不良的人食用。

食用方式

● 莲藕头宜凉拌，莲藕尾宜做汤

将莲藕凉拌入菜的话，要选莲藕的头部，因为莲藕的头部通常较嫩，口感脆嫩。如果是做汤，要选用莲藕的尾部，因为莲藕的尾部质地较松，耐久煮。

● 糖尿病患者宜控制食用分量

莲藕经过加工后被制成莲藕粉，冲泡后加冰糖饮用，有助于清凉退火、开胃止渴、健胃整肠。莲藕虽然对人体有益，但糖尿病患者还是要特别注意，莲藕富含碳水化合物，食用时必须控制量，以免餐后血糖升高过快。

第二章

香蕉

| 五味 | 甘 | 五性 | 寒 | 归经 | 肺、脾、大肠 |

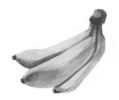

食材科属及产地

香蕉是芭蕉科植物，常用部位为其果实。香蕉原产于印度，公元 6 世纪时传至非洲，因果实含大量淀粉，逐渐成为非洲人的主要粮食。香蕉 15 世纪传入中美洲，16 世纪传入大洋洲，18 世纪传入南美洲，现在热带地区都有栽种。

香蕉为热带果树，结果快，又方便食用，老少咸宜。

食材效用

● 润肠通便，强心降压

中医认为，香蕉性寒味甘，有清热解毒、润肠通便、强心降压的作用。香蕉含丰富的钾离子，对于平衡血压和心肌收缩有帮助。香蕉丰富的膳食纤维可润肠通便，预防便秘。

● 舒缓情绪，镇静安眠

香蕉还含有色氨酸，能帮助舒缓情绪、镇静安眠，并促进大脑分泌内啡肽。

食用提醒

香蕉是高钾食物，所以肾功能不佳的人不宜多吃。因为香蕉含磷量高，进入体内后磷易与钙竞争，造成体内钙含量降低，所以筋骨酸痛、急性扭伤、拉伤及骨折患者，骨质疏松人群都不宜多食。

食疗医方

● **冰糖炖香蕉**

材料：香蕉 2 根，冰糖适量。

做法：将香蕉去皮，加适量冰糖，隔水蒸熟即可。

第二章

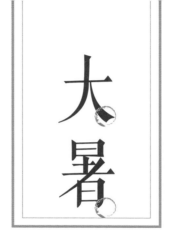

大暑

GREATER HEAT

7月22、23或24日

阳历

山楂

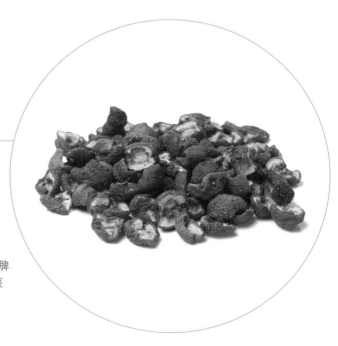

科：蔷薇科

属：山楂属

别名：山里红、胭脂果、红果

功效：性微温，味酸、甘，可健脾
　　　行气，消食化积，散瘀化痰

一年当中最热的时候，常伴雷雨

历书记载："斗指丙为大暑，斯时天气甚烈于小暑，故名曰大暑。"意思是说，大暑是一年当中最热的时候。

中国古代将大暑分为三候："一候腐草为萤；二候土润溽暑；三候大雨时行。"意思是指，大暑时节正是萤火虫卵化而出的时期，所以在夏夜的田野间四处星光点点，古人浪漫地解释成腐草变成了萤火虫。同时天气变得闷热，这种湿热的天气里水汽达到饱和，便会化为雨水从天而降，稍稍冲散烦热的暑气，为即将到来的立秋埋下伏笔。

从夏至到大暑的三伏天，应避暑热

从夏至到大暑约三四十天，这段时间被称为"三伏"，是一年中最热的时节。初伏、末伏的时间是 10 天，中伏的天数有长有短，可能是 10 天，也可能是 20 天。伏是"隐藏"的意思，也就是说在三伏天，人们应该在室内阴凉处避暑热。

因天气酷热，冷饮可说是备受欢迎，但经期容易腹痛的女性，应避免饮用冷饮。中医认为，女性如果在经期前后易感小腹疼痛，同时经量少、色淡，伴随腰酸腿软等症状，是属于肾阳虚弱的体质。如果在大暑时节因天气炎热而无节制地饮用冷饮，会由于阳气本虚，而致使内寒更甚，进而影响体内胞宫经络，导致拘急闭塞，月经时腹部剧痛，伴随恶心呕吐，甚至冷汗淋漓。

大暑 | 山楂

药材特质

科属及品种：山楂为蔷薇科落叶乔木，常用部位为其果实。

食用功效：中医认为，山楂性微温，味酸、甘，归脾经、胃经、胆经，可健脾行气、消食化积、散瘀化痰，《神农本草经》将其列为上品。山楂在中国有3000多年历史，《尔雅》中就有记载。山楂别名山里红、胭脂红，拥有丰富的B族维生素、维生素C、胡萝卜素等。山楂生食可以行气散瘀，熟食可以健脾消食。

现代药理研究发现，山楂能促进消化酶的分泌，加强胃部的消化功能，所含的脂肪酶可以促进脂肪分解，提高蛋白酶的活性，使肉食更容易被消化。山楂所含的丹宁可以扩张冠状血管，降低血压和胆固醇。

食用方式：体质虚寒的人在大暑时节可以多喝山楂红糖汤来增强体质。《医学衷中参西录》里介绍："山楂，若以甘药佐之，化瘀血而不伤新血，开郁气而不伤正气，其性尤和平也。"山楂与红糖合用，有促进血液循环、化瘀止痛的功效。

提醒：山楂吃太多会让人食欲大开、更加饥饿，反而影响正常的

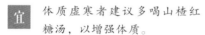
体质虚寒者建议多喝山楂红糖汤，以增强体质。

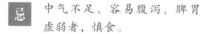
中气不足、容易腹泻、脾胃虚弱者，慎食。

肠胃功能，所以容易气虚、拉肚子，脾胃虚弱者不宜多吃。服人参时，勿同时食用山楂，因为山楂会解人参补性。

山楂红糖汤

● 材料：山楂 20 克，红糖 20 克。
● 做法：先将山楂以两碗清水煮成一碗，去渣后加入红糖食用。

传　说

　　相传，在南宋绍熙年间，宋光宗最宠爱的妃子不知生了什么病，茶饭不思，面黄肌瘦，骨瘦如柴。皇帝非常着急，御医用了许多名贵药材，妃子的病情都没有好转，于是皇帝张榜招医。有一天，一位江湖郎中揭榜进宫，为妃子诊脉后开了药方：山楂加红糖煎熬后制成药丸，饭前吃 5～10 颗，并预测半个月后就会痊愈。果然，半个月后，妃子就康复了。后来这个药方传入民间，人们参照这个药方制成了酸脆香甜的蘸糖山楂，后来演变成了冰糖葫芦在街上售卖。

薏米

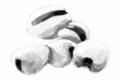

| 五味 | 甘 | 五性 | 寒 | 归经 | 肺、脾、大肠 |

食材科属及产地

薏米是禾本科植物薏苡的种仁，原产于印度等亚洲地区。一般常用的薏米为白薏米，是除去外壳与种皮的谷仁。红薏米则是指去除外壳后仍保留种皮的谷仁，表皮呈深咖啡色，B族维生素与膳食纤维保留得比较完整。市售的洋薏米及珍珠薏米，其实并非薏米，而是麦科的植物种子，即精制大麦。

食材传说

东汉名将马援一生传奇，功业彪炳。皇帝刘秀将他封为伏波将军，负责征伐集体造反的蛮族。马援驻军的地方天气炎热，瘴气四窜，大家经常服用薏米来抵御瘴气，缓解脚气、手足无力和麻痛的症状。马援班师回朝时，带回一车薏米，想在北方种植供药用，来预防疾病。后来马援继续率兵去别的地方征战，不幸在征讨路途中死于瘟疫。而马援所载回的薏米，却被小人诬告为"明珠文犀"，此为历史上有名的"薏苡之嫌"。

食材效用

● 补虚益气，美白肌肤

中医认为，薏米性微寒，味甘，具有利水渗湿、健脾除痹、清热排脓等功效。《本草纲目》记载："薏苡仁属土，阳明药也，故能健脾益胃。虚则补其母，故肺痿、肺痈用之。筋骨之病，以治阳明为本，故拘挛筋急、风痹者用之。土能胜水除湿，故泻痢水肿用之。"

薏米药食两用，可滋养、清热、益胃，是补虚益气的佳品，又兼具美白效果，可消除黑斑，美白肌肤。

● 帮助消水肿腹胀

薏米改善水肿与筋骨酸痛的效果非常好，对水肿型肥胖及脾虚湿盛型水肿腹胀、脚浮肿等人群特别有帮助。大暑时节要想消水肿，可以煮薏米水喝，既简单又方便。

食用提醒

体虚、有流产迹象或曾经流产的人，有子宫收缩现象的孕妇都不宜多喝薏米水。汗少、尿频、消化功能虚弱者也不宜多食。

食疗医方

● 薏米水

材料：红薏米以及白薏米各 60 克，3 片甘草。

做法：先将薏米泡水 2 小时，之后用盐搓洗并汆烫，加 300 毫升清水与甘草共煮，煮沸后放入焖烧罐，可以随时喝。

功效：美白、消肿。

西瓜

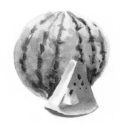

| 五味 | 甘 | 五性 | 寒 | 归经 | 心、胃、膀胱 |

食材科属及产地

西瓜是葫芦科植物，原产于非洲，经丝绸之路传至新疆，因此称为"西瓜"。栽种西瓜，最好选择高温的砂质土壤，同时给予大量水分，这样种出来的西瓜才会又大又甜。

食材效用

● 消暑解热，利尿降压

中医认为，西瓜性寒，味甘，具有消暑解热、止渴消烦、利尿降压的作用，有"天生白虎汤"[1]之称。体质偏热的人在大暑时节可以多吃西瓜来调理体质。中国民间谚语说："夏日吃西瓜，药物不用抓。"说明暑夏吃西瓜，有养生保健的作用。

● 促进身体水分代谢

现代医学研究发现，西瓜富含人体所需要的各种营养成分，如葡萄糖、苹果酸、果糖、蛋白质及丰富的维生素 C 等，还富含水分，可利尿，促进身体水分代谢。

---

[1] 白虎汤为汉《伤寒论》方，有清热生津、解渴除烦的功效。

食用提醒

虽然西瓜是平民百姓的消暑圣品，但还是要提醒大家不要一次吃太多，否则容易影响脾胃消化功能，引起腹痛、腹泻等症状。另外，肾功能不佳者也不宜多吃。

食疗医方

● 西瓜翠衣粥

材料：西瓜皮 120 克，大米 100 克，白扁豆、山药各 30 克。

做法：1. 白扁豆用水泡至膨胀；大米淘洗干净，用冷水浸泡半小时。

2. 将吃完瓤的西瓜皮削去硬皮，冲洗干净，切成细丁，用盐稍腌。

3. 取锅放入西瓜皮丁、大米、山药片、白扁豆，加适量水，先用旺火煮沸，再用小火煮熟，加盐调味即可。

功效：清热解表，止痒，除痱子。

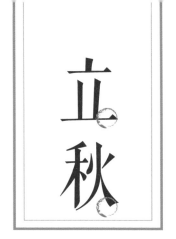

立秋

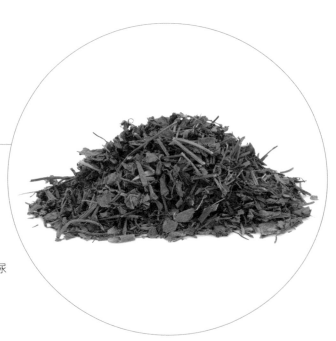

鱼腥草

科：三白草科

属：蕺菜属

别名：折耳根、蕺菜

功效：清热解毒，消痈排肿，利尿
通淋

暑气渐消，渐渐感受到秋露寒气

历书记载："斗指西南维为立秋，阴意出地始杀万物，按秋训示，谷熟也。"意思是说，立秋时风清月明，从这一天开始，气温逐渐下降，夏天即将过去，秋天即将来临。

中国古代将立秋分为三候："一候凉风至；二候白露生；三候寒蝉鸣。"意思是指，立秋时节暑气渐消，已经是凉爽的秋天了。同时在天地之间常常有白茫茫的雾气，更增添秋露的寒意。此时，感受阴气的秋蝉也开始鸣叫不已。

宜早睡早起，预防秋燥

虽然天气渐渐凉爽，但是盛夏余热仍未消除，俗称"秋老虎"。秋字由"禾"与"火"两个字所组成，是禾谷成熟之意，立秋时节即作物收获的季节。而且，立秋时节阴阳转换、冷热交替，此时阳气渐收、阴气渐长，人体也对应出现阳消阴长的现象。因此立秋时节的养生之道，特别注重以收养为原则。情绪上，应保持内心平静、神志安宁、心情舒畅，以包容平和为原则。

秋季的起居调养，以"早卧早起，与鸡俱兴"为原则。早睡以顺应阳气的收敛，早起以舒展胸中的肺气。饮食上更以滋阴润肺为原则，宜多吃柔润之品以养胃生津，预防秋燥。

第二章

立秋 | 鱼腥草

药材特质

科属及品种: 鱼腥草是双子叶植物三白草科蕺菜属草本植物。鱼腥草既是野菜,又是药材,把它的茎叶搓碎以后会有很强烈的鱼腥味,因此得名。

食用功效: 中医认为,鱼腥草性寒,味辛,入肺经,捣汁、晒干泡茶可以清热解毒、利尿通淋、消痈排脓、解热消炎。

现代药理研究发现,鱼腥草素对金黄色葡萄球菌、溶血性链球菌、肺炎双球菌、白喉棒状杆菌、结核杆菌、痢疾杆菌、流感病毒等具有抑制作用。

鱼腥草还能扩张肾血管,增加肾血流量,因而具有利尿作用。

食用方式: 立秋时将鱼腥草熬汤喝,有助于排出体内湿热。如果加上梨和冰糖一起炖,既能清热,又能滋阴,是预防秋天干燥的良方。

提醒: 鱼腥草不能久煮,否则会破坏药效,一般以 15 分钟为宜。

鱼腥草鸡汤

● 材料:鸡腿 4 只,晒干的鱼腥草、新鲜的鱼腥草各 200 克,红

宜 天然而又安全的"抗生素",能够清热、消炎、抗病毒。

忌 可能诱发过敏,过敏体质者食用时需特别注意。

枣 15 颗、黄芪 20 克、枸杞 10 克；米酒、盐各适量。

● 做法：鱼腥草洗净，红枣、黄芪、枸杞稍微冲洗一下（不要浸泡）。烧一锅水，先放入晒干的鱼腥草煮沸，再转小火煮 10 分钟，接着放入新鲜的鱼腥草一起煮沸，约 20 分钟后熄火，将鱼腥草捞出并过滤掉残渣，然后放入红枣、黄芪、枸杞、米酒煮沸，转小火再煮约 15 分钟。

　　等上述中药汤煮好后，再将汆烫过的鸡腿放入中药汤中，等汤再次煮沸，盖上锅盖焖煮 20～30 分钟，加盐即可。

鱼腥草炖雪梨

● 材料：雪梨 2 个，新鲜鱼腥草 250 克，冰糖适量。

● 做法：鱼腥草和雪梨洗净切好放入炖锅，加入清水以大火熬开，再放入冰糖以小火熬约 10 分钟即可。

传　说

　　相传鱼腥草为观音菩萨所传。唐三藏西天取经时，观音菩萨莲花池中的金鱼下凡到人间。金鱼在通天河吃了许多童男童女，造孽深重，后被观音菩萨显现出的"鱼篮之像"收服。而观音菩萨心怜人间疾苦，故将莲花池中的水草种子撒播人间，用来治病救人，普度众生。此为鱼腥草的由来。鱼腥草嫩叶可食，煮成汤后，鲜嫩可口，腥臭自除。

龙眼

| 五味 | 甘 | 五性 | 温 | 归经 | 心、脾 |

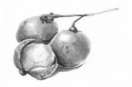

食材科属及产地

龙眼又名桂圆，为无患子科植物，常用部位为其果实。龙眼原产于中国广东、广西、云南等地，19世纪后被引入美洲和非洲。

食材效用

● 药食两用保健水果，有滋补功效

龙眼是一种典型的药食两用保健水果，有显著的滋补功效，自古以来深受人们喜爱，连明朝医家李时珍也对龙眼评价极高。建议体质虚寒的人，在立秋时节多服用龙眼来增强体质。

龙眼有滋补强体、补心安神、养血壮阳、益脾开胃、润肤美容的功效。另外，龙眼含糖量很高，且含有的是能被人体直接吸收的葡萄糖，因此体弱贫血、年老体衰、久病体虚的人常吃龙眼大有裨益。

● 补心养血，用于产后身体衰弱

中医认为，龙眼性温味甘，具有补心益脾、养血安神、定志、敛汗、止泻、润肺、止咳等功效，适用于贫血、气短、心悸、失眠、健忘、神经衰弱、病后或产后身体衰弱、脾虚泄泻、水肿等情况。

食用方式

龙眼可新鲜食用，也可烹饪或加工成龙眼干、龙眼果酱、龙眼酒等。龙眼干的含糖量高，可以取代白糖使用。

作为药食两用的龙眼，配搭其他食材自然会有非常好的食疗效果。龙眼干果剥壳后，可与其他食材搭配制成羹、汤、粥等食用，也可将龙眼干果肉掺在鸡肉、鸭肉、排骨中炖食。

食用提醒

经常熬夜的人，阴虚火旺、有内热、有痰火者，腹胀、咳嗽、口腔溃疡者，月经过多、尿道发炎、骨盆腔发炎有上火现象者及孕妇，不建议过多食用。

黄花菜

五味 甘 五性 微寒 归经 心、肝

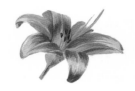

食材科属及产地

黄花菜又叫金针菜、柠檬萱草、金针花，是百合科萱草属植物，常用部位为其花苞。黄花菜原产于中国、日本、西伯利亚等地，品种可分为高山金针及平地金针。

黄花菜在花苞成熟后立刻摘取，经过干燥等加工处理后变成干燥黄花菜，放在密封袋中置于阴凉处或冷藏都可以保存一年的时间。除了花，经过遮光处理两周后采收的嫩茎，也叫"碧玉笋"，亦可供食用。黄花菜目前大多为温室栽种，外表像青葱与韭黄，口感鲜甜清脆，烹煮过程中也不变色，清炒、凉拌皆宜。

食材典故

黄花菜又名萱草，如同康乃馨般象征母亲。成语"椿萱并茂"，即以椿代表父亲，萱代表母亲。古时游子远行前，家人就会在堂前种植萱草，希望以此减轻母亲对孩子的思念，因此也将其称作"忘忧草"。

食材效用

● 缓解肺部燥热

中医认为，黄花菜性微寒，味甘，能缓解肺部燥热，可以适度缓解因为燥热而经常流鼻血的症状。

● 有补血、造血功效

黄花菜富含铁，维生素 A、B 族维生素、维生素 C、胡萝卜素的含量也很高，有助于补血、造血。

食用方式

无论如何食用，黄花菜都非常适合。日常生活中，经常将干燥的黄花菜打结再熬煮，据说这么做能让黄花菜膨胀后更加饱满，口感更有层次，也更美观。

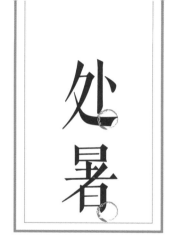

处暑

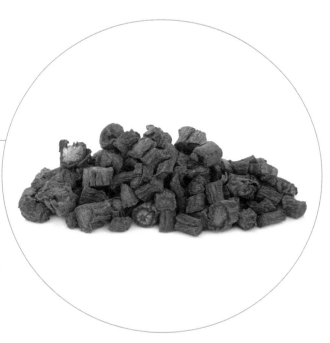

丹参

科：唇形科

属：鼠尾草属

别名：山参、紫丹参

功效：味苦，性微寒，可活血调经，
　　　养血安神，凉血消痈

暑气到此为止，早晚温差大

历书记载："斗指戊为处暑，暑将退，伏而潜处，故名也。"处，止也，有隐退的意思。所以处暑其实是指"暑气到此为止"，也就是说天气即将进入凉爽的秋天。虽然可能出现如"秋老虎"般的炎热天气，但气温却在逐渐下降，正午热、早晚凉，早晚温差大。因此需适时添加衣物，晚上就寝应盖被，以免着凉。

万物开始凋零，反映气温变化

古代将处暑分为三候："一候鹰乃祭鸟；二候天地始肃；三候禾乃登。"意思是指，此时老鹰的喙已坚硬，开始迅速捕猎小型鸟类，猎捕后先陈列出来再吃，如同祭拜先人。同时，万物开始凋零，天地布满肃杀之气。古时有"秋决"的规定，即顺应秋天肃杀之气而处决犯人。"禾乃登"的"禾"是黍、稷、稻、粱等禾谷类农作物的总称，"登"即成熟的意思。以前中原地区农作物为一年一熟，此时正是作物丰收的时候。

早睡早起，把握调理身体阳气的时机

"处"也含有"躲藏，终止"的意思，"处暑"表示炎热暑天结束了。这时候，自然界的阳气由疏散转为收敛，人体内阴阳气血的盛衰也随之交替，故此时起居作息要相应调整，早睡早起。晚上就寝时关好门窗，以免受凉，白天可开窗保持空气流通。

对平时怕冷、抵抗力弱、体温不足、手脚常冰、脸色苍白、贫血头晕的人来说，应好好把握处暑这个时节，将大自然提供的阳气归为身体所用。

处暑 丹参

药材特质

科属及品种：丹参为唇形科鼠尾草属多年生草本植物，常用部位为其根茎。

产地：中国大部分地区都有种植，主产于江苏、安徽、河北、四川等地。春秋两季采挖。

食用功效：丹参味苦，性微寒，归心经、肝经，可活血调经、养血安神、凉血消痈。

现代药理研究发现，丹参可以预防和缓解心室颤动和心动过速，增加主动脉的血流量，抗血小板凝集；还有保护肝脏、抗氧化、抗肿瘤的作用。

食用方式：洗净，晒干，生用或酒炙用。《妇人明理论》中有"一味丹参，功同四物"之说。四物汤是著名的补血类方剂，是由《金匮要略》中的芎归胶艾汤去阿胶、艾叶、甘草发展而来，是治疗血家百病的基本方剂，被誉为调血要剂。

四物汤是由当归、熟地黄、白芍药、川芎所组成，临床上多用于血虚而又血行不畅的病症，如女性月经不调、闭经、痛经、产后虚弱等。

宜 临床上多用于血虚、女性月经不调及产后虚弱。 **忌** 孕妇不能服用。

提醒：孕妇不可服用。丹参与四物汤相比较，虽然活血功效相似，但补养力道不及四物汤，并不适用于血虚无瘀的病况。

丹参红花粥

● 材料：丹参 10 克，红花 6 克，白砂糖 5 克，大米 50 克。

● 做法：1. 将丹参润透，切成薄片；红花洗净，去杂质；大米淘洗干净。

2. 将大米与丹参、红花一同放入锅内，加入 800 毫升清水；先用大火煮沸，再改用小火慢煮 30 分钟，最后加入白砂糖即可。

● 功效：活血化瘀，通心络，调节血压。

芝麻

| 五味 | 甘 | 五性 | 平 | 归经 | 脾、胃 |

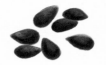

食材科属及产地

芝麻性平，味甘，是胡麻科植物，常用部位为其种子。相传，芝麻是汉朝张骞从西域带回来的，因此芝麻又叫"胡麻"。因其脂肪含量高，故又称"脂麻"，后取其谐音转变为"芝麻"。芝麻有白芝麻、黑芝麻、黄芝麻三种。

食材效用

● 白芝麻补中益气

据中医典籍记载，白芝麻有补中益气、滋养五脏、强健筋骨等功效。

● 黑芝麻可乌发，促进肠蠕动

黑芝麻有乌发、通便、解毒功效，常作为药用。从芝麻中萃取出来的芝麻素，食用后可促进肠蠕动，减少致癌因子。但是腹泻者要慎食，以免病情加重。

● 有助于女性产后排恶露

芝麻中的亚麻油酸含量丰富，是人体必需的脂肪酸之一，有助于女性产后收缩子宫，排出恶露。

● 抗衰老，缓解关节疼痛

现代药理研究发现，芝麻中的木酚素能抗衰老，有缓解关节疼痛的效果，可改善末梢神经麻木的症状，进而改善视力及皮肤干痒等症状。

● 可防止脂肪在体内沉积

芝麻里的卵磷脂，有防止脂肪在体内沉积的作用；胆碱能与体内脂肪酸结合，同样可防止体内脂肪沉积；肌糖能分解肝脏上凝结的脂肪。因此，适量吃芝麻有助于瘦身，预防高脂血症。

● 可改善血管硬化

芝麻里的烟酸有扩张血管、防治血管硬化的功效，有助于保护心脏。芝麻里还含有维生素 E，能帮助缓解肌肉疲劳。

食用方式

体质偏热的人在处暑时节，可以多吃芝麻粥来增强体质。因芝麻种类不同，熬出的粥有不同的功效：有的重在散风祛热、甘润降火、消烦解燥；有的重在养胃健脾、益肺宁心、滋阴润燥；有的重在润肺养肝、益精生血、壮肾强筋。不管哪种芝麻，都不失为保健佳品。

食疗医方

● 芝麻粥

材料：取黑芝麻 25 克，大米 100 克，蜂蜜 1 勺。

做法：先把黑芝麻洗净晒干，炒熟研细，然后和大米同煮，熬至粥稠状，放温后加 1 勺蜂蜜即可。

功效：此粥能滋养五脏、润燥通便，适用于肝肾不足、虚风眩晕、风痹、瘫痪、大便秘结、病后体虚、须发早白、女性产后乳少等症。

● **黑芝麻茶**

材料：黑芝麻、柏子仁、核桃仁各 10 克。

做法：上述食材分别洗净，一起捣烂，用沸水冲泡。每天早晚空腹饮用。

功效：改善睡眠质量。

芋头

| 五味 | 甘、辛 | 五性 | 平 | 归经 | 胃、大肠 |

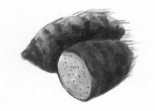

食材科属及产地

芋头为天南星科多年生宿根性草本植物，常用部位为其块茎。芋头原产于印度、中国，是亚洲重要的块茎类食物之一。芋头品种超过数千种，外观呈褐色，表面有毛，肉质带粉质和黏性，熟后口味似面，富含淀粉。芋头既可当菜食用，又能作主食。

食材效用

● 保护牙齿，预防龋齿

芋头里有特殊的成分氟，其具有清洁、保护牙齿的功效，因此吃芋头可以预防龋齿。

● 补益脾胃，健脾消食

中医认为，芋头可补益脾胃，增强脾胃的消化功能，所以建议胃肠不好的人应该多吃一些芋头，以健脾消食，促进消化吸收。另外，芋头还可以调理有气无力、消渴等症状。芋头热量低，适合减肥时代替主食食用。

● 适合高血压患者食用

芋头富含蛋白质、钾和膳食纤维，有助于降血压，适合高血压患者食用。

食用方式

芋头蒸煮炖炒都很美味，但是因为生芋头有毒，会刺激咽喉，所以芋头不可以生吃。芋头若做甜食，可将芋头切片蒸熟再冷藏，制作时直接用果汁机打成泥再加热。

芋头在采挖后一般可储存 4～5 个月，因为买回来的芋头已经冲洗过，所以应尽快食用。

食用提醒

肠胃湿热及糖尿病患者要少吃芋头。

二十四节气养生笔记

_____

_____

_____

_____

_____

_____

_____

_____

_____

_____

_____

_____

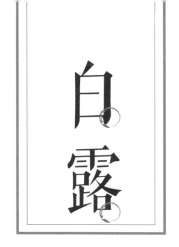

白露

玄参

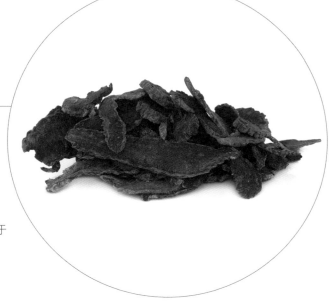

科：玄参科

属：玄参属

别名：元参

功效：味苦、甘、咸，性寒，用于
清热凉血，滋阴解毒

由炎夏进入凉秋，容易过敏的人要当心

历书记载："斗指癸为白露，阴气渐重，凌而为露，故名白露。"意思是说，白露时气温渐凉，露水一天比一天多。此时正是天气由炎夏进入凉秋的季节，早晚温差大，夜间水汽附着在不易散热的地面，或凝集在花草树木上成为白色露珠。

秋季在五行中属金，在五色中为白色，在五脏中属肺。此时秋高气爽，有哮喘病史，平时容易花粉过敏、尘螨过敏的人要当心。中医认为，肺是人体直接与外界接触的脏器，当肺气虚，宣降功能失调时，人体对外来刺激的耐受性就会下降，就容易导致鼻子或气管过敏。

养肺和滋肾的季节

古代将白露分为三候："一候鸿雁来；二候玄鸟归；三候群鸟养羞。"意思是说，此时节正是鸿雁由北方飞往南方躲避寒冬的时节。燕子春去秋来，自北方往南迁。群鸟开始贮存粮食以备过冬。可见，白露实际上是天气转凉的时节。

白露时节，尽管大自然中的湿邪逐渐退去，但空气中仍裹挟着微微燥意，这是养肺和滋肾的季节。中医认为肺、肾为津液生成与运化之主，以五行而言肺属金，肾属水，而肺金又为肾水之母。此时，阳气潜藏，最利肺气肃降，平时容易干咳、口干、上火的人应以润燥养肺为主，建议多补充水分，多吃宣肺化痰、滋阴益气的食材，如百合、杏仁、川贝等。同时，白露时节以阳弱阴强为主，体质虚寒的人要好好固守身体的阳气，别让阴气滋长太过。

第二章

白露 | 玄参

药材特质

科属及品种：玄参为玄参科草本植物，常用部位为其根。

产地：产于中国长江流域及陕西、福建等省。玄参分为野生、家种两种。采挖后反复堆晒到内部色黑，切片，生用。

典故：玄参又名元参，清代因避讳康熙皇帝之名玄烨，故改"玄"为"元"。玄参并没有人参的功效，因此只是空具"参"名，实际上它与参的作用并不同。

食用功效：味苦、甘、咸，性寒，入肺经、胃经、肾经，用于清热凉血、滋阴解毒。还可抗炎症、下热，有除口干舌燥，止口渴的功效，因此可以用来缓解咽喉炎、扁桃体炎、结膜炎等症。玄参还有使血管扩张、降血压、平稳血糖的作用。《药品化义》中说："戴人谓肾本寒，虚则热。如纵欲耗精，真阴亏损，致虚火上炎，以玄参滋阴抑火。凡头疼、热毒、耳鸣、咽痛、喉风、瘰疬、伤寒阳毒、心下懊憹，皆无根浮游之火为患，此有清上澈下之功。"食疗上推荐玄参炖猪肉。

 如果有咽痛、口干等上火症状，可以吃一点玄参。

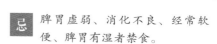 脾胃虚弱、消化不良、经常软便、脾胃有湿者禁食。

玄参炖猪肉

● 材料：玄参片 5 片，猪肉片 250 克，姜、葱、米酒、盐各适量。

● 做法：将姜、葱入油锅爆香，再放入猪肉片翻炒，加少许米酒和没过食材的清水，取玄参片洗净用纱布包好放入锅中，与猪肉片同煮 1 小时，加盐调味即可。

第二章

南瓜

| 五味 | 甘 | 五性 | 温 | 归经 | 脾、胃 |

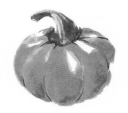

食材科属及产地

南瓜为葫芦科植物，原产于亚洲热带、南美洲等地，品种包括中国品种、印度品种、美洲黑子南瓜等。烹饪时最常使用的是中国种南瓜：椭圆形的身型，带着墨绿色外皮。

南瓜又名"金瓜"，因为其外表色泽橙黄如金。南瓜瓜肉厚实，食后有饱腹感，也好储存，在物质匮乏的年代是最佳的储食备选品种。

食材效用

● 减肥好食材，可增加饱腹感

南瓜富含维生素 A、维生素 B_1、维生素 B_2、维生素 C、蛋白质、烟酸、钙、磷、铁、膳食纤维、胡萝卜素等，可食、可药，是高膳食纤维、低热量的减肥好食材。

● 能抗癌，抗老化，预防白内障等眼睛病变

南瓜含有丰富的维生素，能抗癌、平稳血糖；含有丰富的胡萝卜素，可抗氧化，抗老化，也可防癌；富含叶黄素和玉米黄素，可以预防白内障，并减缓黄斑病变过程。

● **能消炎止痛，解毒杀虫**

中医认为，南瓜性温，味甘，入脾经、胃经。南瓜具有补中益气、消炎止痛、解毒杀虫的功效，可用于治疗气虚乏力、肋间神经痛、支气管哮喘、糖尿病等病症。

● **调节免疫力**

现代药理研究发现，南瓜有丰富的维生素 A 和维生素 C，有助于抗病毒，调节身体免疫力。

● **南瓜可预防前列腺肥大，南瓜子可增加精子数量**

南瓜中含有的丰富的植物固醇、木质酚、锌等营养素可缓解前列腺肥大症状，也可预防前列腺癌。南瓜子中含有色氨酸，有助于调节血清素分泌，增强人的快乐感。另外，吃南瓜子可增加精子数量。

● **女性护肤圣品**

南瓜对护肤很有帮助。据说南瓜是宫中女性的美容圣品，慈禧太后就很喜欢吃南瓜。南瓜还含有丰富的膳食纤维，能促进肠胃蠕动，预防便秘。

食用方式

现代药理研究发现，南瓜子果仁儿的外膜含有锌，所以食用南瓜子时最好连膜带仁儿一起吃。

南瓜的外皮坚硬紧实，带有瓜粉，因此南瓜买回家不必放置于冰箱，直接放在阴凉处即可。

百合

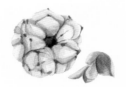

| 五味 | 甘 | 五性 | 微寒 | 归经 | 肺、心 |

食材科属及产地

百合是百合科百合属多年生草本植物，常用部位为其球状鳞茎。百合在中国主产于湖南、浙江等地。目前常见的姬百合、葵百合、香水百合，多属杂交种。

百合花种类繁多，外表高雅纯洁，自古有"百年好合""白头偕老"之意，所以在婚礼上会用百合花来做新娘的捧花或头饰。

百合花在一些少数民族地区，还象征智慧、荣誉、身份、地位、纯洁与美善。女子佩戴的百合花饰为贞洁的象征；男子佩戴的百合花饰为英勇的象征，而且男子必须猎过 5 只以上的山猪，才有资格戴百合花。

食材效用

● 增强体质

体质偏热的人，在白露时节可以多吃百合来增强体质。百合的茎为鳞茎，一瓣一瓣紧密相扣，层层叠叠往中心包裹，因其地下块茎由数十瓣鳞片抱合而成，故以"百片合成"之意命名为"百合"。

● **针对夏日燥热引起的病症，有辅助治疗作用**

研究指出，百合含有多种生物碱和钙、磷、铁及多种维生素，具有润肺、止咳、平喘和清热、养心、安神等功效。因此，百合对夏日燥热引起的心烦失眠、咽干喉痛、鼻出血、嘴角发炎以及心烦口渴等症状均有良好的辅助治疗作用。

食疗医方

● **百合杏仁汤**

材料：鲜百合 50 克，甜杏仁 15 克，白糖 15 克。

做法：1. 鲜百合掰成瓣，洗净。

2. 甜杏仁放入砂锅，加适量水，大火煮沸后放入鲜百合瓣，再转小火煨 1 小时，调入白糖拌匀。

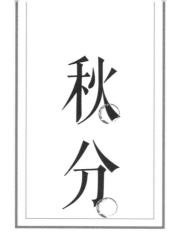

秋分

THE AUTUMN EQUINOX

9月22、23或24日

阳历

陈皮

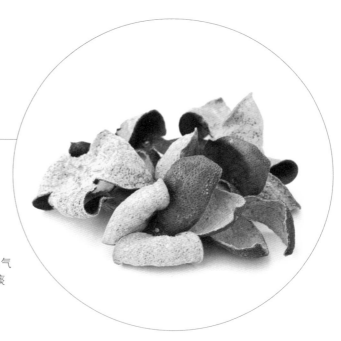

科：芸香科

属：柑橘属

别名：橘皮、贵老、红皮

功效：性温，味辛、微苦，可理气
降逆，调中开胃，燥湿化痰

利用阴阳平衡的时节，调整身体

历书记载，"斗指己为秋分"，"又适当秋之半，故名也"。意思是说，秋分正好是夏季的结束和秋季的开始，严格来说，北半球的秋天是从秋分开始的。

对气血亏虚的人而言，秋分是一个重要的节气，因为此时节正是采阳补阴的好时候。中医认为，人属于大自然的一部分，体内的阴阳气血会随着气候变化，即"天人相应"。此时节的阴阳正好处于平衡，无论是偏阳盛还是偏阴虚体质的人，都很适合趁大地处于阴阳和谐平衡的时候，好好调理身体。

秋高气爽，降雨量变少

古代将秋分分为三候："一候雷始收声；二候蛰虫坏户；三候水始涸。"古人认为打雷是阳气旺盛而发声，秋分后阴气开始旺盛，阳气开始收敛，所以不再打雷了。第二候中的"坏"字是细土的意思，这句话是说，因为天气变冷，原本在春夏时出来活动的小虫，又纷纷回到洞穴中潜藏，并且用细土将洞口封住，以防寒气侵入。第三候的"水始涸"是说，此时降雨开始减少，由于秋高气爽，水汽蒸发变快，所以湖泊与河流中的水量变少，沼泽及水洼开始干涸。

天气转凉，注意秋燥

从秋分开始，天气慢慢转凉，昼夜温差较大，气候变化也无规律，是各种疾病的高发季节。同时，因为天气干燥，易出现咽干、舌干、少津、干咳、少痰、皮肤干裂等现象，也就是中医学所说的"秋燥"。

需要注意的是，同样是秋燥，也有温燥、凉燥之分。一般而言，从秋分开始，人们的秋燥症状多属于凉燥。秋分前还有暑热余气，多见温燥；秋分后，秋风阵阵加上气温多变，开始出现凉燥，通常会有头痛发热、鼻塞流涕、唇燥咽干、干咳连连等症状。

秋分 | 陈皮

药材特质

科属及品种： 陈皮为芸香科植物橘及其栽培变种的干燥成熟果皮。陈皮药材分为陈皮和广陈皮。陈皮常剥成数瓣，基部相连，有的呈不规则片状；广陈皮常三瓣相连，形状整齐，厚度均匀，在光照下透明清晰，质地柔软。一般都是采摘成熟的果实，剥取果皮后晒干或低温干燥制成。

产地： 江门市新会大红柑的干果皮，因品质独特，早在明清时期就已闻名遐迩，被列为贡品。

食用功效： 陈皮性温，味辛、苦，入脾、肺经，有行气健脾、降逆止呕、调中开胃、燥湿化痰的功效。陈皮是理气、健胃、化痰的常用中药。

食用方式： 脾胃虚寒的人，平时可以用陈皮泡水代茶饮，具有止咳化痰、健脾和胃、辅助治疗脾胃虚寒的作用。

| 宜 | 体质虚寒的人，此时可多吃陈皮来增强体质。 | 忌 | 食用过多容易损伤脾胃。 |

陈皮黑豆茶

● 材料：陈皮5片，黑豆20克。

● 做法：所有材料加200毫升清水煮沸，闷20分钟即可。

● 功效：健脾补气，改善中气不足、肠胃消化不良的情况。

传　说

　　据《泊宅编》记载，莫强中做江西半城县令时突然得了消化系统的疾病，每次吃完东西就感到胸闷，十分难受，用了各种药都无效。后偶得一偏方，称为"橘红汤"，早晚饮服后，肠胃有所恢复。一天，莫强中正坐着批阅公文时，顿觉有一物坠入腹中，小吏扶其休养片刻后，他感到腹疼便急，随后排出数块硬如铁弹丸的东西，腥臭难闻。从此，莫强中不再胸闷难受。原来他排出的是脾胃冷积之物，如此才知道普通的橘皮竟有如此神奇的功效。

螃 蟹

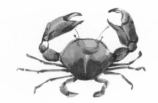

| 五味 | 咸 | 五性 | 寒 | 归经 | 肝、胃 |

食材科属及产地

螃蟹是软甲纲十足目甲壳类动物。这些以横行为主的螃蟹，因披着一身盔甲，所以又被称为"铁甲将军"或"铁甲武士"。

全世界的螃蟹种类超过 5 000 种，绝大多数种类的螃蟹生活在海里或近海区，也有一些栖于淡水或陆地。可供食用的螃蟹主要有三疣梭子蟹、远海梭子蟹、青蟹和中华绒螯蟹。

食用方式

● 秋分品尝螃蟹，肾病者，痛风、高脂血症患者宜少食

中医认为，蟹味咸，性寒，可补益精气、清热养阴、强筋壮骨。顺应"春夏养阳、秋冬养阴"的原则，秋分的确是适合吃螃蟹的季节。

虽然螃蟹的营养价值高，但蟹膏和蟹黄含胆固醇较多，建议肾病、痛风、高脂血症患者，不要多吃。

● 不宜与寒凉食材共食

从中医角度而言，螃蟹为寒凉之品，再与性质寒凉的食物同时食用，易加重脾胃虚寒，导致不适。

● **搭配姜、葱、蒜、紫苏等烹饪，帮助去除螃蟹寒性**

烹调螃蟹时加入姜、葱、蒜等，有助于去除螃蟹的寒性，驱寒祛湿，增进食欲，还能达到杀菌的作用。

紫苏，辛温散寒，行气宽中，可解鱼蟹毒。在螃蟹下面垫一些紫苏叶或与姜、蒜一同蒸，或者吃完螃蟹后喝杯红糖姜汤，都可以达到中和螃蟹寒性的效果。

白萝卜

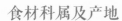

| 五味 | 辛、甘 | 五性 | 平 | 归经 | 肺、脾 |

食材科属及产地

萝卜为十字花科植物，常用部位为其储藏根，又名"菜头"。萝卜原产于欧洲、东亚，中国各地也均有栽培。

萝卜依颜色可分为白萝卜、青萝卜、胡萝卜三种，以白萝卜最为普遍。新鲜的白萝卜以洁白无瑕、表皮细嫩光滑、色泽清新、水分饱满、结实，须根较少且具重量感为佳。

食材效用

● 除痰润肺，预防高脂血症

中医认为，白萝卜性平，味辛、甘，可下气消食，除痰润肺，解毒生津，和中止咳，利大便。所以，秋分后的白萝卜是缓解深秋"凉燥"的当令蔬菜。

另外，白萝卜含有辛辣味的芥子油，可以分解肉类脂肪，有助于预防高脂血症。同时，白萝卜所含的膳食纤维可促进肠胃蠕动，有利于排便，预防便秘。

● 调节免疫力

俗语说"冬吃萝卜夏吃姜，不用医生开药方"，这是指萝卜和姜有极高的食疗价值。现代药理学研究发现，白萝卜热量低，含有大量的维生素 C、维生素 B_1、维生素 B_2、膳食纤维、钙、磷、铁等，还含有双链核糖核酸，可诱导人体产生干扰素，调节人体免疫力。

食疗医方

● 萝卜酸梅汤

材料：白萝卜 250 克，酸梅两颗，盐适量。

做法：1. 白萝卜洗净切薄片连同酸梅一起放入锅中。

2. 加清水三碗煎成一碗半，去渣取汁，加盐调味即可。

效用：宽中行气，化积滞，下气生津，清热化痰。

二十四节气养生笔记

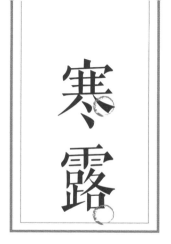

寒露

当归

科：伞形科

属：当归属

别名：秦归、云归、岷当归

功效：味甘、辛、微苦，性温，可补血，活血，调经，止痛，润肠

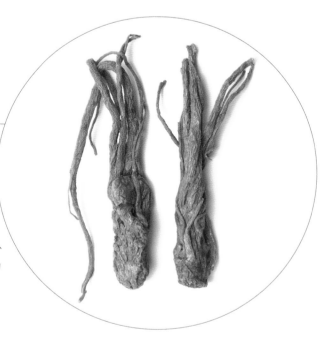

食欲旺盛，容易引起肠胃不适

历书记载："斗指寒甲为寒露，斯时露寒而冷，将欲凝结，故名寒露。"意思是说，随着寒露的到来，气候由热转寒，万物因寒气逐渐萧落。一方面，人体的生理功能也逐渐衰退，天冷对于肠胃的影响最大，一般肠胃受到冷刺激后易发生痉挛性收缩，胃酸分泌也会增加。另一方面，由于天气转凉，人们的食欲旺盛，食量增大，也会导致肠胃的负担加重，容易引起不适。

气温不断下降，当心心脑血管疾病

中医理论认为，饮食入胃，经过消化吸收转换的营养物质称为"营"，"营气"就是与血液共行于脉中的精气，富含营养。"卫"与"营"类似但行于脉外，正常情况下，"卫气"充斥于腠理之中，负责控制及调节腠理的开阖。

随着冷热、阴阳的变换，腠理也会开阖调适，此时患有风湿病、关节炎的人会受到天气变化的影响。有胃病的人，容易在这个时节发作。

对中老年人来说，寒露时节气温的不断下降，容易引发心脑血管疾病。这是由于冷的刺激可使人体交感神经兴奋，肾上腺激素分泌增多，进而使小动脉痉挛收缩，血压升高。冷还会使血液黏稠度增高，导致血栓形成。因此寒露时节为多事之秋，必须保持情绪稳定，早睡早起，预防寒邪入侵。

菊花盛开，赏菊品蟹

古代将寒露分为三候："一候鸿雁来宾；二候雀入水为蛤；三候菊有黄华。"意思是说，此节气鸿雁排成"一"字或"人"字形的队列，大举南迁。深秋天寒，水边的雀鸟也不见踪迹。古人看到海边突然出现很多蛤蜊，而且颜色与雀鸟很相似，便以为是雀鸟在深秋时潜入水中变成了蛤蜊。现在我们知道，那是候鸟南迁，与贝类完全无关。"菊有黄华"是指，在此时节，黄色的菊花已盛开，文人墨客于此时品尝秋蟹，观赏秋菊，好不诗情画意。

寒露 | 当归

药材特质

科属及品种：当归是伞形科多年生草本植物，常用部位为其干燥根。当归于秋末采挖，除去须根及泥沙，待水分蒸发后捆成小把，用烟火慢慢熏干。

食用功效：新鲜的当归从叶子、根部到须根，都可作为养生药膳食材，整株都有用途。传统当归分归头、归身和归尾三部分。各部分药效也不一样，归头能止血，归身能养血，归尾能行血，以全当归入药，可大补气血。

目前，市面上作为药材使用的当归种类，有欧当归、土当归、东当归等，其主要药用成分为阿魏酸，属酚类化合物，具有抗氧化、抗菌、抗发炎、抗癌、抗血栓等功能。当归也是现代人保养身体及女性保养皮肤的常用药材，当归的祛斑、美白功效已得到科学研究证实。

当归主要用于补血活血，女性也用当归来调经止痛。肠胃不好的人食用当归，可以润肠通便。当归的挥发油能促进子宫收缩，增加冠状动脉血流量，降低冠状动脉阻力及心肌耗氧量。当归中的阿魏酸钠有明显的抗血栓作用。

宜 适合于气血虚弱、关节痹痛的人。

忌 燥热体质者不能多吃当归，乳腺炎患者不宜食用。

第二章

食用方式：新鲜当归有很多吃法，例如当归叶子可用来炒蛋、炖猪蹄。当归须根还可以熬汤、泡茶。当归酒可活血通经，可用于治疗跌打损伤。

提醒：当归本身富有雌激素活性成分，若有乳腺炎，不建议服用。

传　说

相传很久以前，有对夫妻十分恩爱，日子过得快乐幸福。但妻子不幸罹患重病，多年来各处求医均无果，丈夫发誓要治好妻子的病，便亲自到人迹罕至的深山里采药，临行前对妻子说："若我三年未归，一定是死于他乡，你便可以改嫁他人。"

时光飞逝，三年匆匆流逝，丈夫依然没有回家，妻子因生活所迫，只得改嫁他人。但世事难料，改嫁不久，前夫竟采得草药归来，妻子感到愧对前夫，便服下前夫送来的草药，意欲自尽谢罪，结果反而将病治好了。后人就给该草药取名为"当归"。

李时珍在《本草纲目》中写道："当归本非芹类，特以花叶似芹，故得芹名。古人娶妻为嗣续也，当归调血为女人要药，有思夫之意，故有当归之名。"

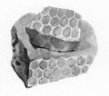

蜂蜜

| 五味 | 甘 | 五性 | 平 | 归经 | 脾、肺、大肠 |

　　蜂蜜是蜜蜂从开花植物的花中采得的花蜜，在蜂巢中经过充分酿造而成的具有天然甜味的物质，春至秋季采收。蜂蜜主要成分为果糖、葡萄糖、维生素和酶等，是一种很好的天然食品，也是美容圣品。

食材效用

● 最佳美容圣品，减少皱纹和粉刺

　　自古就有对付秋燥的饮食法——朝朝盐水，晚晚蜜汤。这是说，白天喝点盐水，晚上喝点蜂蜜水，这也是寒露养生和抗衰老的方法。

　　蜂蜜内服或外用都能促进皮肤新陈代谢，减少色素沉积，防止皮肤干燥，让肌肤洁白细致，也能减少皱纹和粉刺。

● 有助于缓解腹痛、干咳、便秘

　　中医认为，蜂蜜性平，味甘，对缓解腹痛、干咳、便秘等有帮助。在寒露时节，体质偏热的人可以多食用蜂蜜来增强体质。蜂蜜是大自然赠予人类的食物，《名医别录》说蜂蜜"养脾气，除心烦、食饮不下，止肠澼、肌中疼痛、口疮，明耳目"。同时，《本草纲目》

也提到蜂蜜可"和营卫，润脏腑，通三焦，调脾胃"。

● **润肺养肺又活血**

秋天常食用蜂蜜，不仅可以防止秋燥对人体造成伤害，还能润肺养胃，活血润肠，有利于身体健康。

现代医学发现，蜂蜜对神经衰弱、高血压、冠状动脉粥样硬化等均有帮助。

食用方式

蜂蜜水在不同时间喝，有不同的功效。早上起床喝蜂蜜水，可以润肠通便、改善便秘。下午三四点喝蜂蜜水，可以快速消除疲劳，补充能量。睡前来杯蜂蜜水，可以缓解情绪紧张，宁心安神，帮助睡眠。

如果在餐前一个小时喝蜂蜜水，可以抑制胃酸；餐后两小时后饮用，可以调节肠胃，消除积食。

二十四节气养生笔记

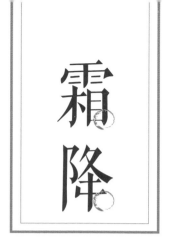

霜降

FROST'S DESCENT

10 月 23 日或 24 日

阳历

丁香

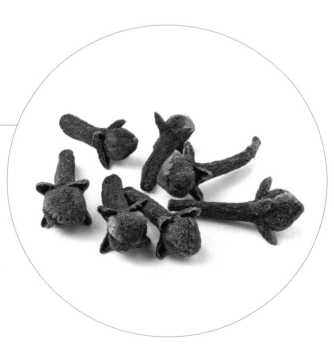

科：桃金娘科

属：蒲桃属

别名：公丁香、丁子香、支解香、
　　　雄丁香

功效：性温，味辛，用于温中降
　　　逆，散寒止痛，温肾助阳

养生首重避免秋燥，同时增加身体的阳气

霜降是秋季的最后一个节气，也是秋季到冬季的一个过渡时期。此时天气变得寒冷，露水凝结为霜，所以称之为"霜降"。

霜降时节，天气逐渐变冷，很多人容易在此时咳嗽、感冒，或复发慢性支气管炎等呼吸系统疾病。

古人常说："秋之燥，宜食麻以润燥。"此时，建议吃些养阴润燥之品，如芝麻、糯米、大米、蜂蜜、红枣、山药等，以增强体质。同时少吃辛辣食物，如辣椒、生姜、葱、蒜类，因过食辛辣易伤人体阴精。建议早餐吃温食，粥品尤佳，五谷杂粮均可健脾胃、补中气，不但可以避免秋燥，也可以提升身体的阳气。

外出注意保暖，不要运动过量

古代将霜降分为三候："一候豺乃祭兽；二候草木黄落；三候蛰虫咸俯。"意思是说，像豺这类动物，从霜降开始要为过冬储备食物。通常都说豺狼虎豹是凶猛的野兽，但此处却强调了豺狼的另一面，豺狼捕到猎物后，像祭祀般先陈列出来，再慢慢享用。此时万物停止生长，植物叶片变为枯黄后掉落，冬眠的动物开始藏在洞穴中准备过冬了。

霜降时节，大自然处于准备过冬的过渡阶段，建议此时外出要注意保暖，尤其是膝关节。膝关节在遇冷刺激时，局部循环会变差，容易使疼痛加重，同时也不宜长时间做屈膝动作，应该尽量减轻膝关节的负担。

霜降 丁香

药材特质

科属及品种：药用丁香是桃金娘科植物丁香的花蕾，又称"公丁香"，通常于当年9月至次年3月，花蕾由绿转红时采收。丁香通常晒干后生用。母丁香是植物丁香的果实，一般不用来入药。

产地：主产于坦桑尼亚、马来西亚、印度尼西亚，中国海南省也有栽培。

食用功效：丁香性温，味辛，入脾经、胃经、肾经，有温中降逆、散寒止痛、温肾助阳的功效。母丁香性味同公丁香，也可用于驱散风寒、温暖止痛，但是效果不及公丁香。

现代药理研究发现，丁香油酚有助局部麻醉和止痛的作用。早期清洁口腔的水就含有丁香精油，抑菌效果佳。

相传古时晋见皇帝时，口中要含丁香杀菌。汉代称丁香为"鸡舌香"，汉朝大臣向皇帝起奏时必须口含鸡舌香除口臭。

食用方式：在霜降时节，体质偏寒的人可以多吃丁香来增强体质。《开宝本草》中记载，丁香能温脾胃；李时珍认为，丁香能治胃虚呕吐。

 体质偏寒的人在霜降时节食用丁香，可以增强体质。

 热性病及阴虚内热者忌食。

现代药理研究发现，丁香有抗溃疡、促进胃液分泌、抑制胃肠运动、促进胆汁分泌等作用。所以在霜降节气，有慢性胃炎的人可食用丁香来保护胃黏膜，改善胃中虚寒的情况。

丁香蒸梨

● 材料：丁香 10 个，梨 1 个。

● 做法：鸭梨洗净，顶端切开一块，去核，放入丁香，将梨顶盖好，放入蒸锅蒸熟，将丁香倒出后食用。

● 功效：每日 2 次，可止呕吐。

苹果

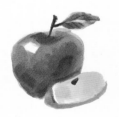

| 五味 | 甘 | 五性 | 凉 | 归经 | 脾、肺 |

食材科属及产地

苹果是蔷薇科多年生木本植物，常用部位为其果实。苹果原产于欧洲、中亚以及中国新疆，栽培历史悠久，现在全世界温带地区都栽种苹果。

食材效用

● 生津止渴，可预防高血压与抗疲劳

中医认为，苹果味甘、酸，性凉，有生津止渴、健脾胃的作用。苹果入药更有改善轻度腹泻、便秘、高血压等功效，还可抗疲劳。苹果中的果胶能帮助降低血液中的胆固醇。

● 适宜饮酒过多者、癌症患者食用

苹果中含有丰富的维生素 C、铬、锌等，特别适合消化不良、中气不足、烦热口渴、饮酒过多、轻度腹泻、便秘、神经性结肠炎、高血压、高脂血症、冠心病和癌症患者食用。

● 含有黄酮素，可降低罹患心血管疾病的风险

俗语说："一天一苹果，医生远离我。"可见多吃苹果对身体有益。苹果所含的多酚类有助于降低胆固醇；黄酮素也有助于降低罹

患心血管疾病的风险。

但要提醒大家的是，不要一吃饱就立刻吃苹果，因为这样反而会使肠胃发胀，不利于消化。

食疗医方

● 蒸苹果

材料：苹果 1 个，冰糖适量。

做法：1. 苹果洗净，对半切开，用勺子挖掉苹果核，再切成均匀大块装盘，放上适量冰糖。

2. 放入蒸锅，水开后，大火蒸 5 分钟即可。

功效：生津开胃，降低胆固醇，有助于预防高血压、高脂血症等。

柿 子

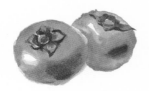

| 五味 | 甘 | 五性 | 平 | 归经 | 心、肺、脾、大肠 |

食材科属及产地

柿子是柿科柿属植物，常用部位为其果实。柿子原产于中国长江流域一带。

秋天是柿子的成熟季，每年九月中旬到十一月可以采收。柿子一般有两种，一种是甜柿，果形小，多为软柿，俗称"红柿"，果实在树上可自行脱涩，采收后即可食用。另一种是涩柿，果形较大，俗称"脆柿""浸柿"，涩柿果肉带有涩味，须经人工脱涩后才能食用。柿子可加工成柿饼、柿干、柿酒、柿醋等。

食材效用

● 霜降吃柿子，冬天不感冒

霜降是秋季的最后一个节气，也是柿子成熟的时节，此时柿子皮薄而果肉鲜美。俗语说"一年补通通，不如补霜降"，又说"霜降吃柿子，冬天不感冒"。

老祖宗的智慧已为现代的研究所证实，柿子含有丰富的胡萝卜素、维生素 A 和维生素 C，一个柿子所含的维生素 C 相当于人体一日需求量的一半。维生素 C 具有抗氧化的作用，能调节人体免疫力，减少感冒的发生。

● **润肺除燥，缓解燥热咳嗽**

中医认为，柿子性平，味甘，有消热去烦、止渴生津、润肺化痰等功效。柿子的这些特性，正符合秋季养生"润肺除燥"的要点。《随息居饮食谱》中提到，鲜柿"养肺胃之阴"。冬季干冷，人常常感觉口渴、喉干，多吃柿子能润泽口咽、缓解燥热咳嗽。

● **柿蒂、柿皮、柿叶、柿饼、柿霜各有食疗效果**

除了柿子的果肉可食，柿蒂、柿皮、柿叶、柿饼、柿霜等各有食疗效果。中医认为，柿蒂性温，味苦涩，可治呕心及夜尿。柿皮有凉血、止血的功用，还可以润泽口咽、缓解燥热咳嗽。柿叶可治喘咳、肺气肿，酌量饮用柿叶茶，可保养心血管系统。柿饼味甘涩，性寒，有润肺、涩肠的功效，可缓解热咳、咳血、便血等症。柿霜是柿饼在加工过程中，在表面自然产生的白色霜状物，含有甘露醇、葡萄糖、果糖、蔗糖等，可用于缓解肺热燥咳、咽干喉痛、口舌生疮、吐血、咳血等症。

食用提醒

要注意，未熟柿子会"咬舌头"，因为未成熟的柿子所含的单宁酸，容易与口腔黏膜表面的蛋白质结合而凝固，会让舌头有紧绷的涩感。成熟柿子所含的单宁酸极低，吃起来就没什么涩味了。霜降食柿，虽然可以补身养生，但是不可空腹吃柿，也不能吃未熟的柿子。

糖尿病、慢性胃炎患者，或虚寒体质、消化不良者也不宜食用柿子。

食疗医方

● **山楂柿叶茶**

材料：柿叶 10 克，山楂 12 克，茶叶 3 克。

做法：将所有材料一起放入茶杯中用开水冲泡即可。

二十四节气养生笔记

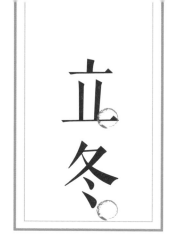

立冬

川芎

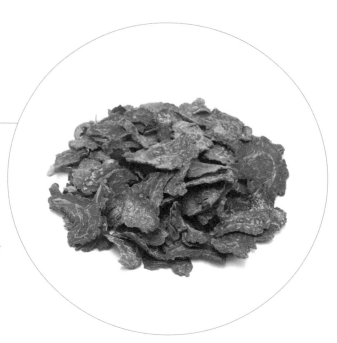

科：伞形科

属：藁本属

别名：芎藭、小叶川芎、香果

功效：辛温香燥，常用于活血行
　　　气，祛风止痛

秋天远离，冬天开始的日子

历书记载："斗指西北，维为立冬。冬者终也，立冬之时，万物终成，故名立冬也。"意思是说，"冬"有"终"或"冻"的意思。立冬代表着冬天的来临。

古代将立冬分为三候："一候水始冰；二候地始冻；三候雉入大水为蜃。"意思是说，立冬是秋天远离，冬天开始的日子，此时水已经开始结冰。天地之间不但水遇寒气结冰，土地中也有寒气。寒冷的北方在立冬时已经开始出现天寒地冻的景象。"雉"是比一般雀鸟形体大的鸟，"蜃"为大蛤，立冬后，大鸟不多见，海边却可以看到外壳与大鸟线条及颜色相似的大蛤，所以古人认为雉到立冬后便变成大蛤了。

补冬宜以大白菜、白萝卜取代羊肉炉

在立冬这一天，人们有补冬的习俗。经过几个月的辛劳，人的体力渐渐衰退，要多进补以恢复元气，所以有"立冬补冬，补嘴空"的俗语。

其实，以现代人营养不虞匮乏的情况，最好的补冬食品并非燥热上火的热补之物，而是滋阴润燥的食物，例如大白菜、白萝卜、豆腐、木耳、南瓜、土豆等，这才符合"秋冬养阴"的原则，也符合健康养生的观念。同时，少吃生冷食物，起居作息要保持早睡早起，如此阳气便能潜藏，符合立冬后"养藏"的养生建议。

第二章

保持情绪安宁，潜藏身体阳气是养生重点

《黄帝内经》中指出："冬三月，此谓闭藏，水冰地坼，无扰乎阳，早卧晚起，必待日光，使志若伏若匿，若有私意，若已有得，祛寒就温，无泄皮肤，使气亟夺，此冬气之应，养藏之道也。逆之则伤肾，春为痿厥，奉生者少。"意思是说，冬天关于精神、起居及饮食调养的方法，要根据自然界的变化而变化。

冬天是天寒地冻，万物凋零闭藏的季节。此时，人体的阳气会随着自然界的变化而潜藏于内。立冬节气的养生重点在于顺应自然界闭藏之规律，以敛阴护阳为根本。若能做到在精神调养上"使志若伏若匿"，保持精神情绪的安宁，避免庸人自扰，便能使体内阳气得以潜藏。

立冬 | 川芎

药材特质

科属及品种：川芎为伞形科藁本属植物。

产地：主产于四川，云南、贵州、广西等地也有出产。川芎的生长需要温和的气候环境，是一种常见中药植物。

食用功效：川芎性温，味辛，能活血行气、祛风止痛。滋补亏虚的血液。川芎多用于活血化瘀，适用于瘀血阻滞的各种症状；祛风止痛效用也佳，可治头风头痛、风湿痹痛等症。古人说川芎为血中之气药，十分推崇其辛散、解郁、通达、止痛等功效。

川芎白芷炖鱼头

● 材料：川芎6克，白芷9克，鲢鱼头200克，盐适量。

● 做法：鱼头洗净，加入切成片的川芎和白芷，撒盐，加水适量，隔水蒸熟即可。

宜	脸色苍白、手脚冰冷、四肢发麻者宜食用。	忌	服用凝血剂时不宜食用。

● 功效：这道药膳具有镇静止痛、祛风活血的作用，对于面部神经麻痹的患者有活血化瘀、散寒止痛的功效。

传　说

　　相传唐朝时，药王孙思邈带着徒弟从终南山云游到四川的青城山。这天，师徒二人累了，便到青松林内歇脚。忽见一只大雌鹤带着几只小鹤涉水嬉戏，但没过一会儿，他们突然听到小鹤不断惊叫。药王师徒一瞧，那只大雌鹤头部低垂，双脚颤抖，不断哀鸣，小鹤们也吓得凄楚怪叫。药王心里明白，这只雌鹤一定得了急病。

　　第二天清晨，药王师徒又来到青松林，巢内的病鹤持续呻吟。不久，空中传来了鹤鸣，只见几只白鹤落下，从它们的嘴里掉下几片叶子，落入病鹤巢中。徒弟捡起一片叶子，发现叶子的形状很像胡萝卜。

　　第三天，药王师徒又来到青松林，但已听不到病鹤的呻吟声，原来病鹤已完全康复，又率领小鹤们嬉戏如常了。

　　这种药草的根茎苦中带辛，具有特殊的浓郁香气，孙思邈根据多年的经验断定，此草药有活血通经、祛风止痛的作用，便叫徒弟携此草药下山，替人治病，果然灵验。药王兴奋地说："青城天下幽，川西第一神仙洞府，草药通过仙鹤递，来自天穹，可谓苍穹降良药，真是川西第一山。这药草就叫川芎吧。"

花生

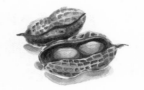

| 五味 | 甘 | 五性 | 平 | 归经 | 脾、肺 |

食材科属及产地

花生为豆科植物，常用部位为其果实。花生原产于南美洲，明朝时传入中国，现主要栽培地在亚洲，其次是美洲与非洲。花生适合生长在排水性良好的沙地。

花生是花落以后，花茎钻入泥土结果的产物，所以又称"落花生"。花生由于营养丰富，据说吃了能延年益寿，故又被誉为"长寿果"。

食材效用

● 促进血液循环和新陈代谢

花生是高脂肪、高蛋白质的食品，富含亚油酸等不饱和脂肪酸，还富含维生素 E，有助于促进血液循环和新陈代谢。

● 调理燥咳、反胃和女性缺乳等症

中医认为，花生生用性平，熟用性温，入脾经、肺经，有润肺、和胃、补益脾气的效果，可调理燥咳、反胃、女性缺乳等症。多吃花生可以补脾益气，只有气血足够才能生肌长肉，渐渐提升身体的能量。花生能够促进产妇恢复元气，还能补血、促进乳汁分泌。

另外，对于久咳不愈者，花生可以润肺、益气，缓解咳嗽的困扰。对于肠燥干涩引起的便秘，也可以利用花生的油脂润肠通便。

● 花生皮衣可补血止血

中医认为，花生的功效是调和脾胃、补血止血，其中补血止血的作用主要就是花生那层皮衣的功劳。西医也认为，花生皮衣可促进血小板生成，帮助凝血，对各种出血症状均有益。

● 能防止大脑衰退，提高记忆力

花生内所含的卵磷脂，是人的神经系统不可缺少的营养物质，能延缓大脑衰退，提高记忆力。花生中的胆碱，能防止脑功能衰退，有健脑益智的作用。

食用提醒

在气候湿热的地区，花生必须密封干燥储藏，否则容易受潮发霉。食用发霉的花生易引起肝脏病变，因此不要吃长霉的花生。

痛风患者、胆囊切除者、胃溃疡患者、慢性胃炎患者、糖尿病患者要少食用花生。

胡 桃

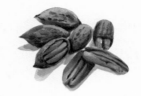

| 五味 | 甘 | 五性 | 温 | 归经 | 肾、肺 |

食材科属及产地

胡桃是胡桃科胡桃属植物，常用部位为其果实。相传胡桃是汉代时由张骞从西域带回，现今中国新疆地区是其主产区。胡桃的果壳太硬，必须以钳子用力夹开方可取食种仁。

食材效用

● 有健胃、补血、润肺等功效

中医认为，胡桃性温，味甘，有健胃、补血、润肺、养神等功效。《神农本草经》将胡桃列为久服可轻身益气、延年益寿的上品。《本草纲目》记载，胡桃仁有补气养血、润燥化痰、益命门、处三焦、温肺润肠等功效，可治虚寒喘咳、腰脚重痛、心腹疝痛、血痢肠风等症。

● 用于调理神经衰弱等症状

现代医学研究认为，胡桃中的磷脂，对脑神经有良好的保健作用。胡桃所含的不饱和脂肪酸，可防治动脉粥样硬化。胡桃中还含有锌、锰、铬等矿物质，可抗衰老。

胡桃还广泛用于调理神经衰弱、高血压、冠心病、胃痛等症。

胡桃当中的不饱和脂肪酸有助于对抗大肠癌细胞，能减缓肿瘤的生长速度。

食用方式

将胡桃仁加适量盐水煮后食用，可治肾虚腰痛、遗精、阳痿、健忘、耳鸣、尿频等症，还可镇咳平喘。

食用提醒

胡桃仁是补充油脂的来源之一。胡桃仁含油脂多，吃多了会上火，有发炎或腹泻症状的人不宜吃。

胡桃仁表面褐色的薄皮营养丰富，剥掉这层皮会损失一部分营养。

第二章

二十四节气养生笔记

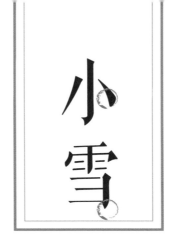

小雪

LESSER SNOW

11 月 22 日或 23 日

阳历

葛根

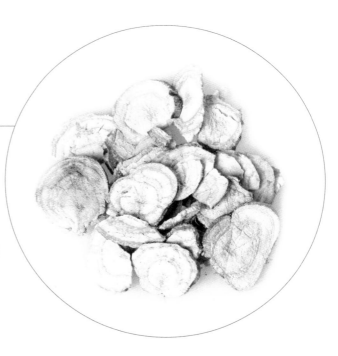

科：豆科

属：葛属

别名：葛条、粉葛、甘葛

功效：味辛、甘，性微寒，能鼓胃
　　　气上行，生津止咳

气候变得比较冷，东北季风增强

历书记载："斗指己，斯时天已积阴，寒未深而雪未大，故名小雪。"意思是说，此时气温下降，北方开始降雪，但雪量不大，称为"小雪"。小雪是寒潮和冷空气活动频繁的节气，此时天气逐渐变冷，特别是夜间气温明显下降。

早睡晚起，多晒太阳

古代将小雪分为三候："一候虹藏不见；二候天气上升地气下降；三候闭塞而成冬。"意思是说由于天气越来越冷，不再有大雨，彩虹也不会出现。古人认为在阴阳调和时才会有彩虹，而此时阴气旺盛而阳气潜藏，所以虹也藏起来了。由于天空中阳气上升，地面阴气下降，导致天地不通，万物寂然。天地之气闭塞，一切毫无生机，严寒的冬天已经来临了。

冬季阳气潜藏，阴气盛极，要养精蓄锐，为第二年春天做准备。平时应该早睡晚起，保持充足睡眠，还应多外出晒太阳。

中医十分重视阳光与人体的关系，认为常晒太阳能帮助升发人体阳气。特别是在冬季，由于大自然处于"阴盛阳衰"的季节，人体顺应自然也呈现阴盛阳弱的状态。所以在冬天常晒太阳，尤其是让背部向阳，更能滋补阳气，温通经脉。

第二章

小雪 | 葛根

药材特质

科属及品种：葛根为豆科落叶藤本植物葛的干燥根，以肥大、坚实、色白、粉性足、纤维少者为佳。

产地：中国各地均生产，以广东、广西等地所产味道较佳，而湖南、湖北等地多为野生葛根。

食用功效：葛根是一味调理感冒的中药，不管是风寒感冒，还是风热感冒，都可以用它进行调理。葛根生用可退热生津，熟用可止泻。

中医认为，葛根味辛、甘，性微寒，入肺经、脾经、胃经、大肠经。葛根入阳明经，能升发清阳，鼓胃气上行，生津止咳；入脾经，能疗肌解表退热。葛根能起阴气、散郁火、解酒毒、利二便、杀百药毒，自古为治脾胃虚弱泄泻之圣药。

现代药理研究发现，葛根内含黄酮，能扩张脑血管，改善脑循环，改善冠状动脉循环，平稳血糖，并有解热、缓解肌肉痉挛等作用。

宜 生用退热生津，熟用止泻。　　**忌** 乳腺癌及乳腺炎患者不宜多吃。

食用方式：风寒感冒导致发热兼头痛，后颈部僵硬者，可用葛根 10 克煎水喝。古书记载，平日酒醉以后，可用葛花捣汁来醒酒。

第二章

传 说

　　相传，古时深山里住着一位以采药为生的老人，他在采药时无意中救起一名男孩。孩子的父亲是远近闻名的葛姓大臣，此时却因奸臣诬陷要被满门抄斩。情急之下，大臣让自己唯一的儿子连夜逃走。没想到这名男孩却被老人救起，从此以后，葛姓大臣的独生子就跟着老人每天在山上采药。

　　这位老人常常寻采一种草，那种草的块根可调理发热口渴、泄泻等病。几年后采药老人死了，葛姓大臣的儿子也专门挖那种有块根的药草，治好了许多的病患。后来有人问："这草叫什么？"葛姓孩子想到自己的身世，就说："葛根。"所谓"葛根"，就是说葛家几乎被满门抄斩，只留下了一条根的意思。

茴香

五味 | 辛　五性 | 温　归经 | 胃、肾、膀胱

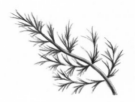

食材科属及产地

茴香是伞形科茴香属植物。茴香原产于欧洲，现中国各地都有栽培，主要产于山西、内蒙古、甘肃、辽宁等地。山西省产量最多，而内蒙古的品质较佳。茴香的果实、叶子、花、茎、根及种子均可食用。

食材效用

● **有理气止痛、健脾补肾等功用**

中医认为，茴香气味芳香，性温，味微辛，具有理气止痛、温中散寒、暖肝健脾、补肾等作用。

● **果实、叶子、花、茎、根等均有功效**

茴香的叶子和种子有促进消化的作用，能调理头痛、牙痛、消化不良、腹胀、呕吐、胃肠痉挛等病症。茴香的果实温暖止痛，能促进肠胃蠕动；根部可补肾止痛；茎叶可祛风寒止痛。整根食用茴香则对容易腹胀、食欲不振的人有帮助。

食用提醒

孕妇、熬夜者应尽量避免食用茴香。

松子

| 五味 | 甘 | 五性 | 温 | 归经 | 肝、肺、大肠 |

食材科属及产地

松子是松科松属植物松树的种子，有"长生果"之美誉。根据古籍记载，唐朝时松子便被作为贡品进献给皇帝。清朝时，朝廷每年都从长白山区征收大量松子入贡，供皇上早晚膳用。

食材效用

● 有防止心血管疾病、增强脑力等功能

从现代营养学来看，松子确实含有丰富的营养物质：松子含约七成油脂，大多为亚油酸、亚麻酸、花生四烯酸等不饱和脂肪酸，能促使细胞生物膜新生，促进胆固醇代谢，避免动脉粥样硬化。同时，吃松子能增强脑力，还能防止心血管疾病发生。青少年常食松子能促进生长发育，健脑益智；中年人常食松子也能抗衰老，增强记忆力。

● 有润肤养颜、滑肠通便等功效

中医学认为，松子性温，味甘，入肝经、肺经、大肠经，具有滋阴润燥、补气充饥、润肺止咳、润肤养颜、滑肠通便等功效。松子可调理风痹、燥咳、吐血、心悸、盗汗、头晕、便秘等症。《神

农本草经疏》指出，松子"味甘补血，血气充足则五脏自润……故能延年，轻身不老也"。据《本草纲目》记载，松子主治"头眩，去死肌，变白，散水气，润五脏，不饥，逐风痹寒气，虚羸少气，补不足，润皮肤……久服，轻身延年不老"。

食用方式

松子既可直接吃，也可做成糕点、糖果，还可做成菜食用。小雪时节，建议体质虚弱的人将松子与大米一起煮熟食用。

食疗医方

● 松子水

材料：松子、黑芝麻、枸杞、白菊花各 5 克。

做法：所有材料加 200 毫升清水共煮。

功效：肝肾不足、头昏眼花的人每天煎松子水代茶饮，可以强壮筋骨、消除疲劳。

二十四节气养生笔记

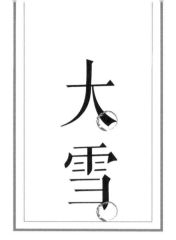

大雪

GREATER SNOW

12 月 6、7 或 8 日

阳历

天麻

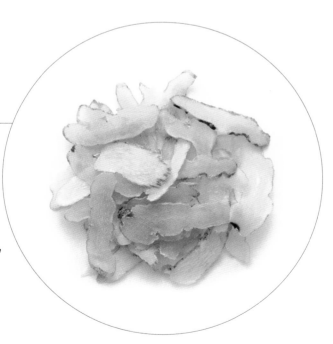

科：兰科

属：天麻属

别名：赤箭、赤箭天麻

功效：味甘，性平，能息风止痉，
平肝潜阳，祛风通络

寒流来袭，进补方式不同

历书记载："斗指甲，斯时积阴为雪，至此栗烈而大，过于小雪，故名大雪也。"意思是说，大雪时节天气更冷，降雪的可能性比小雪时更大。但由于地理环境的差异，人们在大雪时进补的食物并不同。冬季西北地区天气寒冷，宜进补温热之品；长江以南地区，应以平补为主。

民间有这样的俗语："若要不失眠，煮粥加白莲；若要皮肤好，大米煮红枣；气短体虚弱，粥里加山药；心虚体不中，桂圆煨米粥；要治口臭症，荔枝粥除根；清退高热症，煮粥加芦根；血压高头昏，胡萝卜粥灵；防治脚气病，米糖煮粥饮；肠胃缓泄症，胡桃米粥炖；头昏多汗症，煮粥加薏米；便秘补中气，藕粥很相宜；夏令防中暑，荷叶同粥煮；若要双目明，粥中加旱芹。"对照今日饮食建议，可发现古人的智慧与现代医学之成果实在是不谋而合。

进补的大好时节，首选药膳是羊肉炖白萝卜

我国古代将大雪分为三候："一候鹖鴠不鸣；二候虎始交；三候荔挺出。"意思是说，鹖鴠鸟此时因天气寒冷，也不再鸣叫了。此时正是阴气最盛的时期，正所谓盛极而衰，此时阳气已开始萌动，所以老虎开始出现求偶行为。"荔挺"是一种草，其鳞状地下茎可食用，此时万物皆被冰雪覆盖，只有荔挺因感到阳气而萌芽。

秋冬养阴。大雪已到了进补的大好时节，此时宜温补助阳，补肾壮骨，养阴益精。冬季最简单的补法是多吃点萝卜。俗话说

"冬吃萝卜夏吃姜，不劳医生开药方"。为了御寒养生，首选羊肉炖白萝卜。白萝卜有消积滞、化痰清热、解毒等功效，所以冬季吃完油腻的肉类后，吃生萝卜可解腻、消食顺气，同时还可以补充体内的阳气，温暖五脏，尤其适合精神不济、肠胃消化不良的人食用。

大雪 | 天麻

药材特质

科属及品种：天麻为兰科多年生草本植物，常用部位为其块茎。

产地：中国各地均有分布，主产于四川、云南、贵州等地。冬季茎枯时采挖名冬麻，质量优良；春季发芽时采挖名春麻，质量较差。采挖后除去地上茎及须根，洗净蒸透晒干，用时切片。

食用功效：天麻味甘，性平，归肝经，具有息风止痉、平肝潜阳、祛风通络的效果。古人说天麻是神仙所赐的珍贵之物，所以有"天麻、天麻，天生之麻，神仙播种，凡人采挖"之说。

现代医学研究发现，天麻中所含的天麻素，具有抗惊厥、健脑、延缓衰老、镇静、安眠、抗炎、调节免疫力、降血压等药理保健作用，可有效降低阿尔茨海默病的发生概率，对心脏血管也有保护作用。

食用方式：天麻的作用可归结为"三抗三镇一补"，即抗癫痫，抗惊厥，抗风湿，镇静，镇痉，镇痛，补虚。所以在大雪时节，热性体质的人可以多喝天麻粥。健忘、记忆力差的人多吃天麻，可更有效地补充大脑所需营养，增强大脑功能，提高记忆力。

宜	体质偏热的人此时可以多吃天麻来增强体质。	忌	津液衰少，血虚、阴虚等体质者，要慎用天麻。

天麻粥

● 材料：天麻 10 克，糙米 250 克。

● 做法：糙米加水与天麻同煮，先以大火煮沸后，改小火煮至米熟即可。

● 疗效：每天晨起食用温热粥一次，可以达到养肝息风、扩张心血管等效果。

传 说

相传远古时期，荆山深处有一个部落住着百余户人家，他们过着安居乐业的生活。有一年，突然流行一种奇怪的疾病：人一旦发病，头就会痛得像裂开似的，严重时会四肢抽搐，半身瘫痪。部落首领见人们被病魔折磨，又束手无策，心中十分难受，就决心去访求名医。

首领听说五道峡有一个神医能治疗这种病，于是动身前往五道峡。这位首领翻越了一座座山峰，终于在一片树林里遇到了一位打柴的老汉。他问老汉是否知道神医的住处，老汉说神医到双梯寨去了。首领辞别老汉，又急忙向双梯寨赶去。这位首领历尽千辛万苦，终于攀上了双梯寨，没想到他刚进寨门就感到头晕目眩，一头栽倒。但没多久，他就清醒过来，起身时发现自己在洞内，石桌上堆着一些植物块茎。此时洞外走进来一位老汉，正是他在五道峡遇到的人。老汉告诉他，他生的病和部落的人生的病一样，要靠一种药材医治，药材已备好，在石桌上，让他病好后带回部落里去。老汉说，这种药材如果吃不完，就把它藏在背阴的烂树叶里，就会永远用不完。

首领回到部落，把神医赐的药材熬了一大锅，让生病的人喝下，结果部落里生病的人逐渐好了。他把剩下的药材依照神医所嘱，藏在背阴处的烂树叶里。从此，这药材就一年年地繁殖下来。人们说这药材是神医所赐的上天之物，又专治头晕目眩，半身麻痹瘫痪，就把这种药材叫作"天麻"。

黑豆

| 五味 | 甘 | 五性 | 平 | 归经 | 脾、肾 |

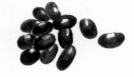

食材科属及产地

黑豆为豆科大豆属植物大豆的黑色种子，原产于中国东北部，现在河南、河北、山东、江苏等地都有种植。

食材效用

● 养颜美容的圣品

中医认为，黑豆性平，味甘，具有补脾肾、滋阴养血、安神明目、利湿通淋、清热解毒等功效，自古以来就是美颜圣品。黑豆有丰富的植物蛋白质、维生素 A、维生素 B_1、维生素 B_2 和维生素 E，不但有助于维持骨骼和牙齿的生长发育，还能促进新陈代谢，养颜美容。

● 体质偏热的人可多吃黑豆，能增强体质

唐代医学家王冰说黑豆"壮水之主，以制阳光"。在大雪时节，体质偏热的人可多食黑豆，有利于养其肾阴，滋水制火，增强体质。黑豆为肾之谷，入肾，具有健脾利水、消肿下气、滋肾阴、润肺燥、制风热而活血解毒、止盗汗、乌发以及延年益寿的功效。

黑豆含有丰富的异黄酮、卵磷脂及钙等，对调节免疫力有帮助。

● 对高血压、心脏病患者有益

现代药理研究表明，黑豆基本只含植物固醇，而植物固醇有抑制人体吸收胆固醇，降低血液中胆固醇的含量的作用。

食用黑豆同时也能软化血管，对高血压、心脏病等患者特别有益。

食疗医方

● 黑豆黄芪汤

材料：黑豆 60 克，黄芪 15 克，盐适量。

做法：将黑豆和黄芪清洗干净后放入砂锅中，加入适量清水煮至黑豆熟，再加盐调味即可。

功效：补中益气。

辣椒

| 五味 | 辛 | 五性 | 热 | 归经 | 心、脾、胃 |

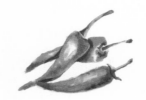

食材科属及产地

辣椒为茄科一年生草本植物，常用部位为其果实。辣椒的外形有圆锥形、长条形等，颜色有红色、橙色、黄色、绿色等，原产于中、南美洲大陆和加勒比海群岛。

食材效用

● 可调理老年人视力衰弱

辣椒的嫩叶含丰富的维生素 A、维生素 C，可当蔬菜炒食，用来调理老年人的视力衰弱。

● 增进食欲

辣椒含有辣椒素，是辣味的来源，其辣味浓淡因品种而异。平时适量食用辣椒可以增进食欲，帮助消化。

● 改善心脏功能

适量吃辣椒可以健胃，助消化，预防胆结石，改善心脏功能，降血糖，缓解皮肤疼痛。

● 祛寒除湿

中医认为，辣椒性热，味辛，在冷天吃点辣椒可以抗寒。古书记载，辣椒可"温中散寒，除风发汗，去冷癖，行痰逐湿"。气候湿热地区的人适时吃辣可以促进体内新陈代谢，不仅能祛寒除湿，也能调节免疫力。

食用提醒

辣椒不宜多吃，多吃容易引起胃痛或诱发痔疮。有胃溃疡、肺结核、食管炎、高血压、关节炎、牙痛、喉痛、痔疮等病症的人，都不宜吃辣椒。

第二章

二十四节气养生笔记

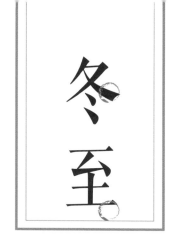

冬至

杜仲

科：杜仲科

属：杜仲属

别名：思仲、棉树皮、丝棉皮

功效：性温，味甘，补肝肾，强筋
　　　骨，安胎

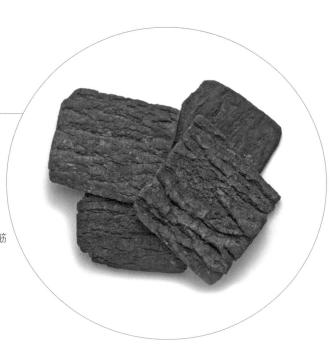

从冬至开始，阳气慢慢回升

历书记载："大雪后十五日，斗指子，为冬至，十一月中。阴极而阳始至，日南至，渐长至也。"意思是说，大雪之后的冬至，阴极之至。此时太阳直射南回归线，北半球白天最短，黑夜最长。冬至过后，太阳直射点又慢慢地向北回归线转移，北半球的白天又慢慢变长，而夜晚渐渐缩短。古时有"冬至一阳生"的说法，意思是说从冬至开始，阳气又会慢慢回升。

冬至是养生的重要节气

古代将冬至分为三候："一候蚯蚓结；二候麋角解；三候水泉动。"古人认为蚯蚓是阴曲阳伸的动物，此时阳气虽已生长，但阴气仍然十分旺盛，所以土中的蚯蚓仍然蜷缩着身体，躲在土里过冬。麋与鹿虽然外表相似，却阴阳不同，古人认为麋的角朝后生，所以为阴；而鹿为山兽，属阳。麋感受到阴气渐退，所以麋角开始脱落。由于阳气初升，所以此时山中的泉水只是稍有流动，并未完全解冻。

冬至之所以是养生的重要节气，主要是因为"冬至一阳生"。阳气初生时，就像稻苗初发一样，要小心呵护，细心调养，如此人体内的阳气才会充实壮大。

冬至 | 杜仲

药材特质

科属及品种：杜仲为杜仲科植物，常用部位为其干燥树皮。杜仲雌雄异株，必须雌雄伴生才能受精结实。

食用功效：杜仲具补肝肾、强筋骨、降血压、安胎等诸多功效。《神农本草经》将杜仲列为上品，其记载杜仲为"思仙"。

杜仲可以"双向调节"血压，高血压患者服用可以降血压，血压低的人服用又能升血压。

中医认为，杜仲性温，味甘，入肝、肾经，具有补肝肾、强筋骨、安胎等作用。肝和身体的筋骨循环相关，肾和身体的骨头成长相关，肝血充足，筋骨就会强健，肾气充足，骨头就会强壮。杜仲可补肝肾，有强筋骨的功效，常用于治疗肝肾不足、腰膝酸痛乏力等症，也可用于治疗眩晕、阳痿、小便频数等症。

宜 中老年人肾气不足者、腰膝疼痛者、女性体质虚弱及习惯性流产者建议食用。

 忌 阴虚火旺者慎食。

生杜仲所含胶质属于硬性橡胶。经炒制后的熟杜仲由于大量胶质被破坏，有效成分容易被煎出，故其降压作用比炒制前强。杜仲腌制后可直走下焦，增强补肝肾作用，可用于肾虚腰痛、阳痿滑精、胎元不固等症。

第二章

传 说

相传很久以前，洞庭湖畔的货物主要靠小木船运输，岸上的纤夫由于长年累月弯腰拉纤，以致积劳成疾，十有八九都有腰膝疼痛的症状。

有一位名叫杜仲的青年纤夫，心地善良，他一心想找到一味药解救纤夫们的疾苦。为了实现愿望，他告别父母上山采药。一天，他在山坡上遇到一位药翁，便上前拜求老翁，诉说了纤夫的疾苦。老翁从药篓中掏出一块能治腰膝疼痛的树皮递给杜仲，指着对面高山叮嘱："山高坡陡，采药时要小心。"杜仲连连道谢，拜别老翁，又沿着山间险道攀登。爬到半山腰时，杜仲肚子饿得咕咕作响，心慌眼花，突然翻滚下来，万幸身子挂在了一棵大树上。过了一会儿，他清醒过来，发现身边正是他要找的那种树，于是拼命地采集树皮，最后精疲力竭，被山洪冲入了洞庭湖。

洞庭湖畔的纤夫们听到这一噩耗，立即四处寻找，终于找到了杜仲的尸体，他还紧紧抱着一捆树皮。纤夫们含着泪水，吃了他采集的树皮，果真，他们腰膝疼痛的病好了。为了纪念杜仲，人们将此树皮命名为"杜仲"。

211

羊肉

| 五味 | 甘、咸 | 五性 | 热 | 归经 | 脾、肾 |

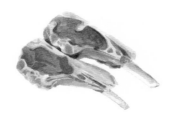

食材科属及产地

羊是羊亚科的统称，品种有很多，如山羊、绵羊、黄羊等。

食材效用

● 羊肉是冬至最佳补品

羊肉富含蛋白质、脂肪、维生素及钙、铁、磷等多种营养物质，是营养价值很高的食材，对于患肺结核、咳嗽、气管炎、哮喘、贫血的人，特别有益处。老年人或身体虚弱的中青年人，以及冬天手足不温、阳气不足、衰弱无力、怕寒畏冷的人，冬至吃羊肉大有裨益。

羊肉热量高，铁含量也高，可帮助补铁，促进血液循环，是冬至最佳补品。

● 制成药膳，可健身防病

中医认为，羊肉性热，味甘、咸，入脾、肾经，具有补虚损、温元阳、御风寒、祛寒冷、温补气血、益肾气、补形衰、开胃健力、补益产妇、通乳治带的功效。在冬至时节，体质偏寒的人可以多吃羊肉来增强体质。

羊肉含有丰富的蛋白质、脂肪、钙、磷、铁、胡萝卜素及维生素 B_1、维生素 B_2 等营养元素，有助于改善许多常见的疾病，如阳痿、早泄、经少不孕、产后体弱、食欲不振、肺气虚弱、久咳哮喘等。

● **老年人和女性冬天食用可暖身**

羊肉被称为温热补品。温热对人体而言就是温补，特别适合在冬季食用。羊肉食法众多，蒸、煮、炒、涮等无一不可。

如果将羊肉与某些药材一起制成药膳，健身治病的功效更佳，这在《伤寒论》及《千金食治》中都有记载。冬季老年人和女性比较怕冷，可以适时吃些羊肉来暖身。

金针菇

五味 甘　五性 平　归经 胃、肾、肝

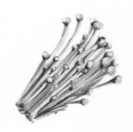

食材科属及产地

金针菇为口蘑科真菌，原产于中国北方，现分布于中国东北、内蒙古、浙江、福建、广东、云南、四川等地。南美洲、北美洲、欧洲和亚洲的日本也有分布。金针菇因形似金针而得名，简称"金菇"。金针菇原长于腐朽的树根上，只能一年一收，现在经人工在菇舍栽培，不仅颜色变白，而且全年可产。

食材效用

● 防癌抗癌，预防心脑血管疾病

金针菇含有多种肽多糖、赖氨酸及精氨酸，有助于儿童智力发育，肽多糖还能调节人体免疫力及抑制癌细胞的生长，经常食用金针菇有防癌抗癌的作用。金针菇中富含赖氨酸、锌，有助于增强体内生物活性，降低胆固醇，防治心脑血管疾病。

食用方式

鲜菇适合炒食、煮汤，但加热后会产生黏汁，煮的时间最好不要太长。

第二章

二十四节气养生笔记

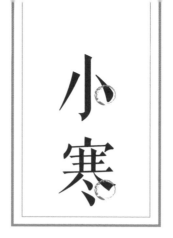

小寒

LESSER COLD

1月5、6或7日

阳历

地黄

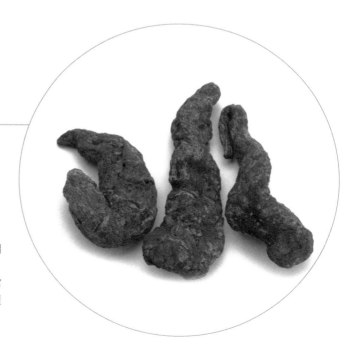

科：玄参科

属：地黄属

别名：生地、地髓、怀生地

功效：生地黄味甘，性寒，常用
于清热凉血，养阴生津；
熟地黄味甘，性微温，常
用于滋阴补血，益精填髓

流行性感冒巅峰期，需注意保暖

历书记载："斗指戊，为小寒，时天气渐寒，尚未大冷，故为小寒。"意思是说，小寒时天气逐渐寒冷，但并不是一年中最冷的时节。一月份的"小寒"常常被误认为是一年的第一个节气，但一年的第一个节气应该是"立春"，而非"小寒"。此时天气寒冷，是流行性感冒多发的时期，因此要注意身体的保暖，尽量少到公共场所，以减少被传染的可能。

作物受低温霜害

古代将小寒分为三候："一候雁北乡，二候鹊始巢，三候雉始鸲。"从小寒开始，天气变得寒冷。第一候"雁北乡"，是说候鸟中的大雁的习性是顺阳气而迁移，此时阳气已启动，所以大雁开始启程返回北方故乡。第二候中"鹊"为喜鹊，是深受人们喜爱的鸟类。鹊喜阳，此时因感受到阳气启动而开始筑巢。第三候中的"鸲"为鸣叫的意思，说的是雉因感受到阳气的启动而开始鸣叫。

寒为冬季的主气，小寒是一年中比较冷的季节。寒为阴邪，易伤阳气；寒性凝滞，主收引。所以小寒时节养生的基本原则不外乎"春夏养阳，秋冬养阴"。冬日万物敛藏，养生便该顺应自然界收藏之势，收藏阴精，使精气内聚，以润五脏。

小寒 | 地黄

药材特质

科属及品种：地黄为玄参科植物，常用部位为其新鲜或干燥块根。

产地：广泛分布于中国各地，主产于河南、浙江一带，河北、陕西、甘肃、湖南、湖北、四川、山西等地也有出产，以河南所产的最为著名。

食用功效：地黄依照炮制方法分为鲜地黄、生地黄与熟地黄。鲜地黄为采集的新鲜地黄，可榨汁；生地黄为采集完后晒干的地黄；熟地黄则是经九次蒸晒而得。炮制后可使地黄的副作用（如服用后肠胃不适等情形）明显减轻。

中医认为，生地黄味甘，性寒，归心经、肝经、肾经，常用于清热凉血、养阴生津。熟地黄味甘，性微温，归肝经、肾经，常用于滋阴补血、益精填髓。熟地黄养血温经、散寒止痛、去瘀通滞，是补血、妇科调经以及胎前产后的常用药，是滋阴主药，特别是滋补肝肾之阴。

宜　可以滋补气血，调理阴阳。　　忌　肠胃不适者不可生用。

现代研究发现，熟地黄能调节免疫力，能促肾上腺皮质激素分泌，促凝血，具有改善肾功能、利尿、强心、降血压、抑制胃液分泌、抗肿瘤、抑制上皮细胞增殖、抗氧化、抗衰老等功效。

传 说

相传盘古开天辟地之后，有"天、地、人"三皇，这三位乃是燧人、伏羲、神农。

当时百姓以肉食为主，不食谷物。神农本性好生恶杀，所以就教百姓开垦土地，种植百谷，人们才渐渐以谷类为主食。

同时还有不少百姓为疾病所苦。于是神农遍尝百草，辨其良恶药性，曾经一日中毒70多次，完全置个人生死于度外。后来神农得知若将数种毒草混合，可得调和作用，一共得到260味药草，分寒、热、温、平四等，以及甘、辛、咸、苦、淡、酸六味，可治400多种疾病。

据说神农曾因拒绝为众人之王而遁入山林，其间有七年没有吃东西，饥饿难耐之际，就挖地中黄色的植物块根来充饥，吃了之后赫然发现身体气血调和，脉息平顺，便称此物为"地黄"。后来又得另外一种黄色块根，此物能生津止渴，便命名为"黄精"。此二物后来一直被视为极好的中药材。

糯 米

| 五味 | 甘 | 五性 | 温 | 归经 | 脾、胃、肺 |

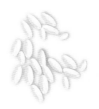

食材科属及产地

糯米为禾本科糯稻种子脱壳后所得的米，是水稻的一种。水稻原产亚洲热带，在中国已有极长的栽种历史。因水稻喜爱高温多雨，在中国栽种主要集中在南方，分布极广。米粒较短的是粳糯，又称圆糯，适合酿酒、制汤圆及红粿等。细长形的是籼糯，又称长糯，则多用于包粽子、做米糕及油饭等。

食材效用

● 温和的滋补品

糯米营养价值高，富含蛋白质、脂肪、矿物质、B族维生素，有止虚汗，治尿频、食欲不振、腹胀腹泻等作用，是温和的滋补品。

● 补中益气，健脾养胃

中医认为，糯米性温味甘，有补中益气、健脾养胃等功效，脾肺虚寒者宜食。

食用提醒

糯米黏性强，多吃易生痰，不适合湿热痰火的体质。有发热、咳嗽、痰黄稠现象的人，或者有黄疸、泌尿系统感染以及胸闷、腹胀等症状的人，不宜多食。糯米性温，多食生热，易阻塞经络的气血，使筋骨酸痛的症状加重。筋骨关节发炎、疼痛的人，应少食或禁食糯米类食品。

食疗医方

● 糯米百合粥

材料：糯米 60 克，百合 20 克，甜杏仁 12 克。

做法：将所有材料洗净，加水煮成粥即可。

功效：止咳平喘。

玫瑰茄

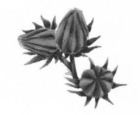

| 五味 | 甘酸 | 五性 | 寒凉 | 归经 | 肾 |

食材科属及产地

玫瑰茄是锦葵科木槿属一年生草本植物，生长于热带和亚热带地区，源自印度。马来西亚、越南、菲律宾、苏丹等地皆种植。

玫瑰茄的利用价值相当高，花、根、种子都可以当药用。玫瑰茄去籽实后新鲜的果萼含有苹果酸，可以做果酱、果汁、果冻、茶包、蜜饯、饮料，加糖发酵可以酿酒。未熟的果萼可以作为醋的原料，也可当蔬菜。嫩叶生食或熟食都可以。干茎有纤维，可作为纺织和造纸的原料。

食材效用

● 利尿、清热、降压

中医认为，玫瑰茄性寒凉味甘酸，入肾经。玫瑰茄的子，在药典中具有利尿、轻泻的功效；果萼片有清热、解渴、止咳、降血压等功效。小寒时节养生，不妨来壶热热的玫瑰茄茶饮。

● 美容养颜，防动脉粥样硬化

研究显示，每日喝2 000毫升玫瑰茄热饮，有助于降低体内血脂浓度，同时有助于提高皮肤的保水性与红润度，甚至能减轻皮肤皱纹深度。从玫瑰茄中萃取出的花青素、黄酮素和多酚，具有降低胆固醇、降低甘油三酯等功效，有助于预防动脉粥样硬化。玫瑰茄萃取物具谷胱甘肽，可保护肝脏。

食疗医方

● 玫瑰茄减脂茶

材料：玫瑰茄干品 3 朵，玫瑰花干品 5 朵，蜂蜜适量。

做法：将玫瑰茄用清水略冲洗一下，与玫瑰花一起放入杯中，倒入沸水，盖盖子闷泡约 8 分钟，待茶水温热后调入蜂蜜即可。

功效：这款茶饮是理气减脂的佳品。

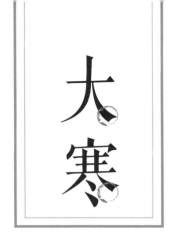

大寒

GREATER COLD

1 月 20 日或 21 日

阳历

五味子

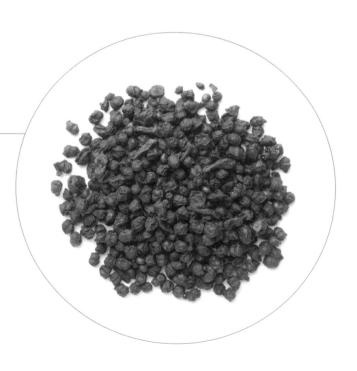

科：木兰科

属：五味子属

别名：玄及、五梅子、山花椒

功效：味酸甘性温，敛肺滋肾，
　　　生津敛汗，涩精止泻，
　　　宁心安神

古代凭借大寒当天的天气来预知农业收成

历书记载："小寒后十五日，斗指癸为大寒，时大栗烈已极，故名大寒也。"意思是说，大寒是冬季的最后一个节气，同时也是一年中最为寒冷的时候，比小寒时节还要冷，所以才叫大寒。

古代凭借大寒当天的天气来预知农业收成：如果当天吹北风，并且让天气变得寒冷，就表示来年会丰收；相反，如果当天吹南风，而且天气暖和，则代表来年作物会歉收；如果当天下起雨，表示来年的天气可能会异常，也会影响到作物的生长。

现代仍有"大寒不寒，春分不暖"的说法，认为大寒这一天如果不冷，那寒冷的天气就会向后延，相对来说，来年春分天气就会比较寒冷。

养生须避免在温差较大的环境工作

古代将大寒分为三候："一候鸡乳；二候征鸟厉疾；三候水泽腹坚。"意思是说：大寒时节，母鸡开始孵小鸡。征鸟是指凶猛又具攻击性的鸟类，如鹰隼，其正处于捕食能力最佳的状态，盘旋于空中到处找食物，以补充身体的能量抵御严寒。在一年的最后五天内，水里的冰一直结到水中央，形成又硬又厚的冰块。

大寒时节要预防颜面神经麻痹。冬季天气寒冷，突发颜面神经麻痹的人不少。一方面因为寒风长时间直吹面部，面部遇冷刺激引起局部血管痉挛，另一方面因为过度劳累、病毒性感冒等使面神经肿胀、受损。

中医认为，人体正气不足、经脉空虚，风邪挟痰乘虚入面阳明、少阳脉络，导致气血痹阻、筋脉失养，而发生口眼歪斜的情况。建议在大寒节气，避免工作上的劳累。身体免疫力低下时，避免在温差较大的环境下活动，以免卫气不及，风邪挟痰伺机入侵经脉。

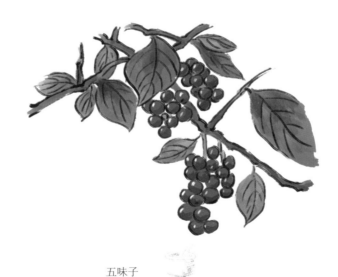

五味子

大寒 | 五味子

药材特质

科属及品种：五味子为木兰科多年生落叶木质藤本植物五味子或华中五味子的成熟果实。前者习惯上称为北五味子，后者习惯上称为南五味子。北五味子主要出产于中国吉林、辽宁、黑龙江、河北等。南五味子主要出产于中国湖北、河南、陕西、山西、甘肃、四川等。

食用功效：中医认为，五味子性温味酸甘，归肺经、心经、肾经，具有敛肺滋肾、生津敛汗、涩精止泻、宁心安神的功效。

《神农本草经》将五味子列为上品。其皮肉甘酸，核辛苦，全果都有咸味，五味皆有，故名五味子。性温不燥。

五味子主要成分为五味子素等，药理作用有护肝解毒、止咳祛痰，还有利于神经衰弱的缓解，可调节机体免疫功能。

五味子为"保肺滋肾"要药，不仅能保肝、养心、固肺、滋肾，更有延年益寿的功效。平时可以泡茶、入菜，或直接研粉吞服。

宜	适用于敛肺生津，止汗止泻，宁心安神。	忌	受风寒者，身体大热或咳嗽初起者，麻疹初发者禁食。

姜黄

| 五味 | 辛苦 | 五性 | 温 | 归经 | 肝、脾 |

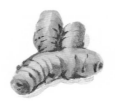

食材科属及产地

姜黄为姜科姜黄属植物姜黄的地下块茎，原产于南亚。印度是主要的姜黄生产国，中国、海地、印度尼西亚、牙买加、马来西亚、巴勒斯坦、秘鲁、斯里兰卡和越南也广泛生产。

姜黄分为秋郁金、春郁金及紫郁金三种，差别在于姜黄素及精油含量不同。新鲜的姜黄口感松脆，有姜味和柑橘香，吃起来有种土地芬芳及柑橘味；干燥的姜黄有一种木质香气，隐隐带有花香。由于姜黄是安全性植物染料，所以自古被当成天然色素使用。

食材效用

● 改善风湿、肩周炎等

中医主要用姜黄来调理风湿、肩周炎，姜黄还有助于缓解肌肉关节酸痛及跌打损伤疼痛。姜黄的主要有效成分有三种，合称为类姜黄素，其中姜黄素具有较强的抗类风湿、抑制炎症及反应的作用。

● 抑制肿瘤细胞增长，加速伤口愈合

中医学认为，姜黄味辛苦性温，归肝经、脾经，有行气解郁、

破瘀、利胆退黄、通经等功效。姜黄能增加胆汁分泌，促使胆囊收缩，并有镇痛作用。根茎可用于治疗血瘀经闭、胸腹肿块、腹痛、跌打损伤等症。姜黄中的姜黄素可抑制肿瘤细胞增长，也具有抗氧化功用。姜黄素及挥发油对金黄色葡萄球菌有抗菌作用。

姜黄素可加速皮肤伤口愈合，减少疤痕形成。

食材提醒

血虚而无气滞血瘀者忌服。过食姜黄会令火气增大，容易口干舌燥，身体发热和便秘，因此尿黄的人要适量食用。同时，姜黄有刺激、兴奋子宫的作用，也不建议孕妇食用。

第二章

八角

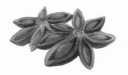

| 五味 | 甘辛 | 五性 | 温 | 归经 | 脾、肾 |

食材科属及产地

八角是木兰科八角属，八角树的果实，为南亚热带树种，喜冬暖夏凉的山地气候。中国是八角的主要生产国与出口国，主产于广西西部和南部。

食材效用

● 驱风去寒，治疗感冒

八角有助于驱风散寒，改善食欲不振、呕吐等症，还可以治疗感冒，祛痰止咳，对风湿痛和肝病也有一定的疗效。

中医认为，八角性温味甘辛，可温阳、散寒、理气，主治中寒呕逆、寒疝腹痛、肾虚腰痛等。

● 促进消化液分泌，刺激肠胃蠕动

八角含有的挥发油中主要成份为茴香醚，能刺激胃肠神经血管，促进消化液分泌，增加胃肠蠕动，有健胃、行气的功效，有助于缓解痉挛、减轻疼痛等症。

在大寒时节，偏寒体质的人可以多食用八角，以达到温中散寒、暖胃止痛的效果。

二十四节气养生笔记

_____

_____

_____

_____

_____

_____

_____

_____

_____

_____

_____

第三章

穴位按摩养生法，春夏秋冬都健康

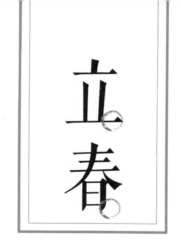

立春

THE BEGINNING OF SPRING

2月3、4或5日

阳历

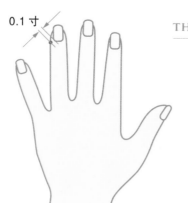

0.1 寸

关冲穴

定位：无名指末端靠小指这一
侧，距指甲根角 0.1 寸

主治：头痛、暑症、心烦、耳
鸣、耳聋、咽喉炎等

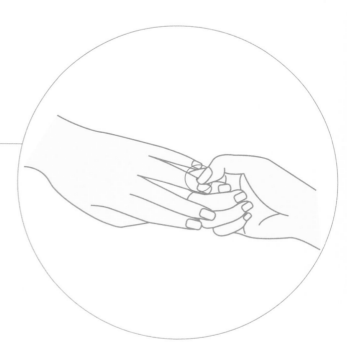

春季养肝先清后补

肝类似我们整个脏腑的大容器，是运化人体元气的器官，主宰全身上下的气血与能量分配。

肝的调养，有个很重要的原则，就是先清后补。清肝，可以通过体内的三焦经络进行排毒来达成。三焦，是中医理论中的名词，包括上焦、中焦、下焦。上焦为心与肺，中焦为肝、胆、脾、胃，下焦为肾、大肠、小肠、膀胱。

调节气血的三焦经

手少阳三焦经的经脉走向，由无名指上的关冲穴开始，沿着手背往上走到头部。关冲穴为三焦经的井穴[1]。井穴就是身体与外界沟通的入口，是人体精力的来源，对调节脏腑、气血非常重要。

按摩关冲穴舒缓肝气

立春时节，是人体脏腑经络运行发展的最佳时节，也是最容易肝气郁结、肝火上炎的时节。此时，可以按摩三焦经的关冲穴来疏泄多余的肝火，缓解肝气郁结，使身体恢复轻松自在。

如果有头痛、耳鸣、咽喉疼痛等症状，也可以通过按摩三焦经的关冲穴来缓解。按摩时，通常用另一只手的拇指及食指夹住该穴位揉按。每天揉按关冲穴 3 分钟便能让我们的三焦经变得通畅，身体也更健康。

---

[1] 井穴位于手指或足趾的末端处。《黄帝内经 · 灵枢》中记载："所出为井。"意思是说，经脉流注好像水流开始的泉源一样。全身十二经脉各有一个井穴，称为"十二井穴"。

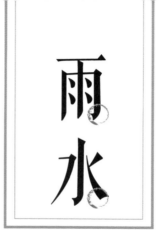

雨水

RAIN WATER

2 月 18、19 或 20 日

阳历

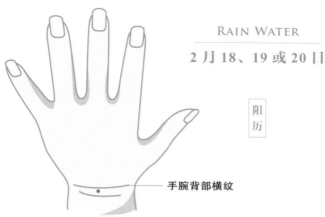

手腕背部横纹

阳池穴

定位：手腕背部横纹中点

主治：手腕痛、肩背疼痛、喉咙痛、四肢易冰冷

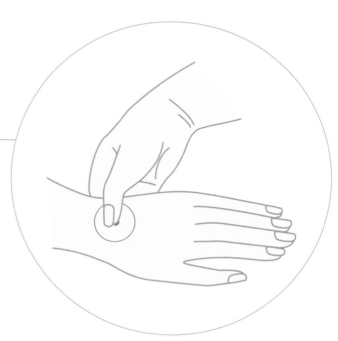

利用三焦经排除身体湿气

雨水时节，不仅代表雨量增多，也代表春天的脚步近了。此时人体常出现黏腻感、关节酸痛、食欲不振、皮肤起疹等湿盛的症状。中医认为：春属木，因为春季万物生发，与木的生长相类似；人体五脏之中肝也属木，因肝喜调达，与木的特性也相类似，所以春季宜养肝。在雨水时节，可以利用三焦经排湿气的特性，帮助身体健脾燥湿。

自我保健可按摩阳池穴

阳池穴位于手腕背部横纹正中。找穴位时，用一只手沿着另一只手的第三指和第四指间的指缝往手腕的方向滑动，到手腕正中的凹陷处，就是阳池穴。以按压左手阳池穴为例，左手手心朝下，右手轻握左手手腕处，以右手大拇指按压该穴位。按压阳池穴时要配合呼吸，吐气时按，吸气时放，至少持续 1 分钟，然后换另一只手。每日早晚各做一次。

按摩阳池穴可缓解手脚冰冷

阳池穴位于手背阳气所汇聚的中心点。平时容易手脚冰冷、血液循环较差的人，按摩阳池穴，不仅可以温暖双手，也可以迅速畅通血脉，调节五脏六腑，温暖全身。按摩阳池穴，还有助于提升身体的能量与调节免疫力。

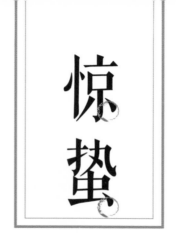

第二章

惊蛰

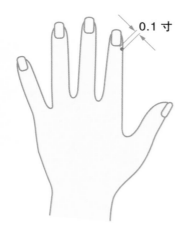

0.1 寸

THE WAKING OF INSECTS

3 月 5、6 或 7 日

阳历

商阳穴

定位：食指末节桡侧（靠近大拇
指侧），距指甲角 0.1 寸

主治：头痛、流鼻血、口干、咽
喉肿痛、肩部疼痛

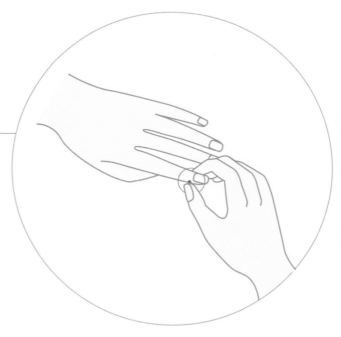

按揉商阳穴预防流行性感冒

惊蛰时节，随着气温逐渐升高，体表的毛孔逐渐张开。中医认为，"肺主皮毛，开窍于鼻"。意思是说，外来的热邪之毒从口鼻进入，首先侵犯肺部，所以在惊蛰时节，特别容易感染流行性感冒，可以通过手阳明大肠经进行调理。而"肺与大肠相表里"，"相表里"的意思就是，肺气在里属阴，大肠在表属阳，两者互相影响。

商阳穴位于食指指甲根部，靠近大拇指这一边，按摩时，通常以另一只手的拇指及食指夹住穴位揉按，每天揉按 3 分钟，便能让我们的大肠经通畅，调节身体的免疫力。

脑卒中发作时可按压商阳穴急救

手阳明大肠经，起于商阳穴，止于迎香穴，循行方向由手的食指末端，沿着食指往上到鼻旁迎香穴，接足阳明胃经。食指的商阳穴为大肠经之井穴，对调理耳鸣、耳聋、牙痛、咽喉肿痛、胸满、喘咳、手指麻木都有非常重要的帮助。

脑卒中发作时，可按摩商阳穴进行急救。

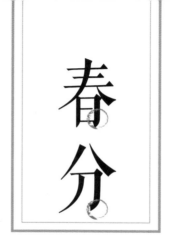

春分

THE SPRING EQUINOX

3月20日或21日

阳历

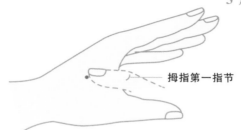

拇指第一指节

合谷穴

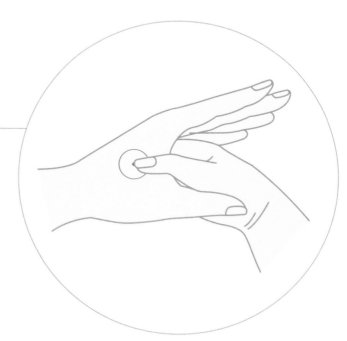

定位：虎口处，第一掌骨和第
二掌骨间

主治：感冒、气喘、胃肠不适

按揉合谷穴有助于调节免疫力

体质较寒的人在春分时节可以多按摩合谷穴进行养生。合谷穴能调节身体免疫力，帮助身体提神补气，俗称"长寿穴"。它就在左手虎口处，于第一掌骨和第二掌骨间，两骨相合、形状如山谷的地方，可以用一只手的大拇指揉按另一只手的合谷穴，拍打至少 1 分钟，然后再换手拍打合谷穴 1 分钟，每天早晚各一次。

帮助手脚冰冷、血液循环较差的人

中医理论认为，合谷穴为大肠经的原穴，也就是大肠经元气经过和留止之处。经常按摩、刺激合谷穴，对平时容易手脚冰冷、血液循环较差的人而言，不仅可以温暖双手，也能调节五脏六腑。另外，还可以通过拍打手上的合谷穴，缓解感冒、气喘、胃肠不适等症状。

第三章

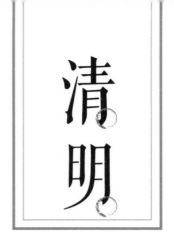

清明

PURE BRIGHTNESS

4月4、5或6日

阳历

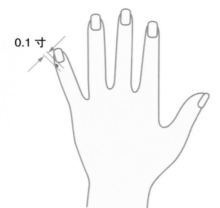

0.1 寸

少泽穴

定位：小指靠外侧指甲根部，
　　　距指甲角 0.1 寸

主治：乳腺炎、乳汁分泌不足、
　　　头痛、目肿、咽喉肿痛

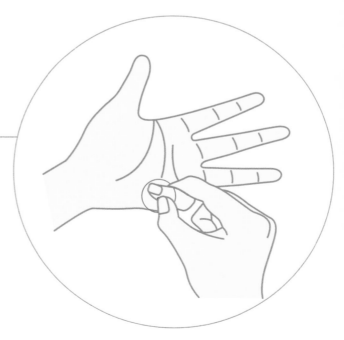

按摩少泽穴保健小肠经

手太阳小肠经起于少泽穴，平时多按压小指上的少泽穴，可以保健身体，有助于改善眼睛不适、耳朵重听、咽喉肿痛、肩部麻痹等症状。

按压少泽穴有助于调理自律神经和内分泌

少泽穴位于小指靠外侧距指甲角 0.1 寸处，按压时可先用右手的拇指及食指捏住左手小指两侧揉按，力道轻而重，反复多次，然后再换手揉按。有利于调理自律神经及内分泌，进而安定身心。对乳腺炎、乳汁分泌不足、头痛、目肿、咽喉肿痛等症状有改善的作用。

同时，按压少泽穴也有放松身心、促进血液循环的效果。良好的血液循环不但是健康与美丽的关键，而且能有效改善胸闷、心悸的现象。

每天早上掐按少泽穴调节免疫力

用一只手的拇指和食指掐住另一只手的小指指甲两侧，逐渐用力，当小指感觉疼痛时，立即松开，然后再继续施压。清明时节，每天早上掐按少泽穴 1 分钟，有助于通畅小肠经，调节免疫力。

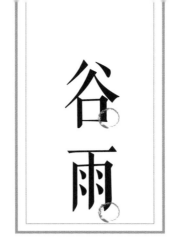

谷雨

GRAIN RAIN

4 月 19、20 或 21 日

阳历

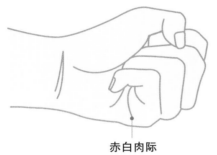

赤白肉际

后溪穴

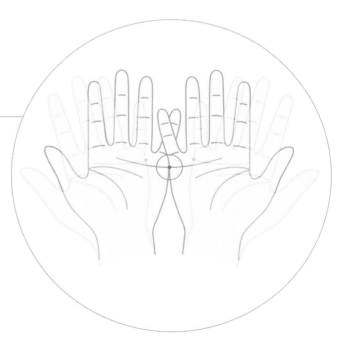

定位：位于人体的手掌尺侧，微握拳，当第 5 掌指关节后的远侧掌横纹头赤白肉际

主治：头痛、目赤、耳鸣、耳聋、喉痹

调理小肠经，排除体内寒气

可以通过调理小肠经进行水湿代谢，排除体内的寒气。后溪穴是小肠经上的穴位，在谷雨时节可以多按摩后溪穴进行养生。

后溪穴位于小指第五掌指关节处，找穴位时通常将手握拳，在第五掌指关节后的横纹头处。后溪穴也是奇经八脉的交会穴，能通督脉，有泻心火、壮阳气、调颈椎、利眼目、正脊椎的作用。

舒缓眼睛酸涩、肩颈僵硬

如果经常需要久坐或经常使用电脑，感觉眼睛酸涩、肩颈僵硬。这时候可以通过按摩后溪穴来缓解，可以感受到眼清目明、肩背舒缓。

按摩这个穴位有一个特别简单的方法：坐在桌前，把双手后溪穴的部位放在桌沿上，用腕关节带动双手，轻松地来回滚动，即可达到刺激穴位的效果。

大家可以试着在谷雨时节，每天刺激后溪穴1分钟。经年累月保养后，会觉得眼睛不再酸涩，腰背肩颈的压力也会减缓许多。

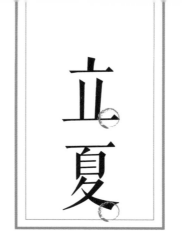

立夏

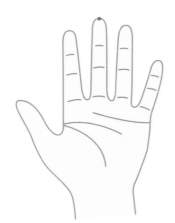

THE BEGINNING OF SUMMER

5月5、6或7日

阳历

中冲穴

定位：中指末节尖端中央

主治：心痛、胸闷、热病、心烦、喘咳

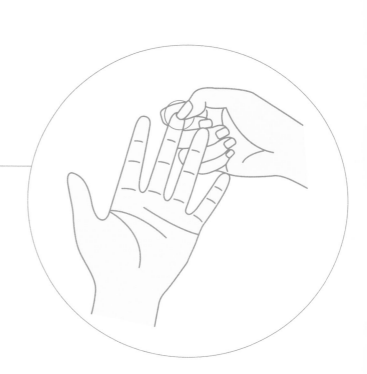

按压中冲穴可保护心脏

心脏外有一层膜保护心脏，为心包，能使心脏功能正常运转。心悸、胸闷、胸痛、手掌心发热、手麻、抽筋等都与心包经相关，可以在立夏时节多按压中指的中冲穴，来养心护身。

掐按中冲穴有助于抗衰老

按摩中冲穴时，通常以一只手的拇指掐住另一只手中指的尖端，每次掐1分钟，可重复几次。经常掐按中冲穴有助于促进脑部血液循环，帮助增强记忆力，使身体恢复神清气爽，抗衰老。

按压中冲穴，对缓解心痛、胸满、热病、心烦、喘咳等有帮助，其也是脑卒中的急救穴之一。

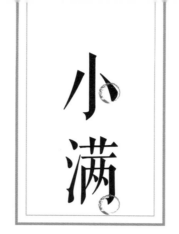

小满

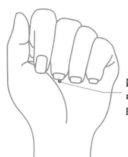

四指切压在掌心，
中指指尖的位置
即是劳宫穴

劳宫穴

定位：手掌心第二掌骨和第三掌
　　　骨之间，偏向第三掌骨

主治：心痛、脑卒中、昏迷、
　　　情绪不稳

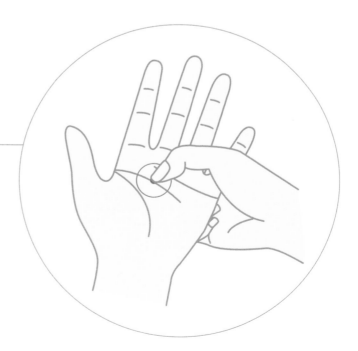

按压劳宫穴，帮助身体除湿气，舒缓身心

按压心包经帮助排除多余的水分，并维持心脏正常运转。在小满时节可以多按摩劳宫穴养生。

劳宫穴位于手掌中央偏上方处，找穴位时掌心朝上，握拳，以中指屈向掌心，指尖所到之处即为此穴。

经常按压劳宫穴可以促进血清素分泌，进而稳定情绪，舒缓身心。可以用一只手大拇指指腹点按另一只手掌心的劳宫穴，施力时要由轻到重，轻缓地点按。特别是工作繁忙，情绪起伏较大时，可以两掌相对互相摩擦使劳宫穴位置产生微热感，就有舒缓身心的效果。

小满是天气闷热、雨水增多的季节，这样的湿气容易导致风湿、水肿、肥胖等。小满开始就应该赶快消除体内湿气，避免过多的水分累积，否则不易排出。此时节按压心包经的劳宫穴，有助于身体排湿。

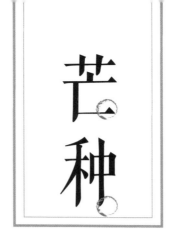

芒种

GRAIN IN BEARD

6月5、6或7日

阳历

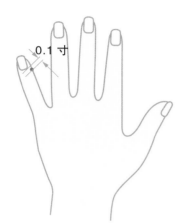

0.1 寸

少冲穴

定位：小指靠近拇指侧的指甲
旁，距指甲角 0.1 寸

主治：调节心悸、心痛、胸闷、
咽干、手指麻，调理自律
神经和内分泌

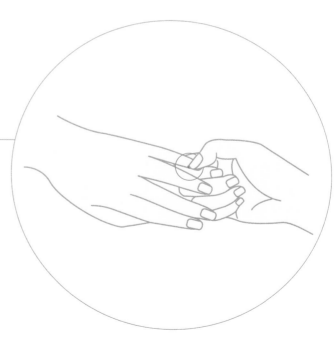

按摩心经穴位促进全身气血循环

芒种时节体热及汗液不易排出，会经常感觉四肢倦怠、有气无力。此时节养生保健的重点在于多做运动，以利气血循环的运作。同时，别因为天气燥热而贪食冷饮，避免伤了脾胃影响健康。

芒种时节，多按摩心经的穴道来增强心气有助于促进全身的气血循环。

心悸时按压少冲穴有助于调整自律神经

手少阴心经的走向是从腋下开始，到手的小指端，与心痛、口干口渴、手酸手麻等症状相关。可以在芒种时节多按压少冲穴来进行身体保健。

按压小指的少冲穴，有助于调节心痛、胸闷、咽干、手指麻等症状。心悸时可以先试着按压此穴，可以用右手的拇指和食指捏住左手小指两侧，力道轻而重，反复多次，可调理自律神经及内分泌，有助于安定身心。

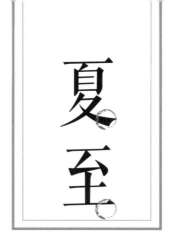

夏至

THE SUMMER SOLSTICE

6月21日或22日

阳历

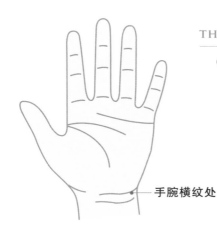

手腕横纹处

神门穴

定位：手腕横纹处，从小指延伸
下来，到手掌根部末端的
凹陷处

主治：心火引起的肠胃不适、神
经系统不适、失眠

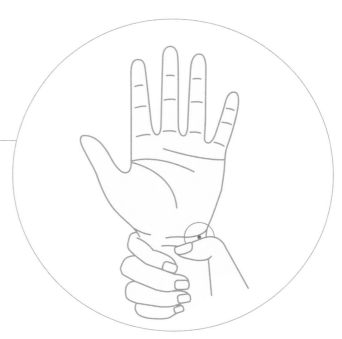

暑热正盛，是排出体内寒气的最好时机

中医有个观点叫"冬病夏治"。"冬病"就是在冬天易发的病，易发人群多为寒性体质。寒性体质，中医称其阳气不足，也就是自身能量不够，产热不足，寒从内生。这样的人，即使在盛夏，睡觉也要盖着被子，甚至得穿着袜子。

为什么冬病要夏治呢？因为冬病患者本身体质就偏于虚寒，而且冬天环境也是一片寒冷，两寒夹击，便毫无解冻的可能。在冬天治寒症，就像是雨天里晾衣服，很难干。芒种时阳气正盛，外界是暑热骄阳，体内是心火正盛，这时积寒躲在后背的膀胱经和关节处，最易被赶出来，所以夏至时节是利用充足的阳气，来排除体内寒湿的最好时机。

多按摩神门穴调理血压、改善失眠

顺着小拇指指骨往下滑到手腕横纹处，此处有个凹陷点，就是神门穴。神门穴是人体各部位传输气血的重要穴位，按摩神门穴可以刺激自律神经，帮助调理血压，对治疗心火引起的肠胃不适和神经系统疾病也有很好的帮助。

现代人生活、工作压力越来越大，常常受到失眠的困扰。经常按压神门穴，可以舒缓压力、宁心安神，帮助提高睡眠品质，降低失眠引起其他疾病的概率。

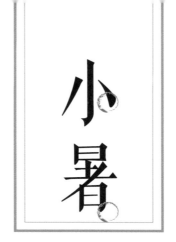

小暑

LESSER HEAT

7月6、7或8日

阳历

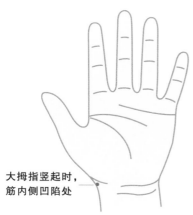

大拇指竖起时，
筋内侧凹陷处

太渊穴

定位：腕横纹的桡侧，大拇指竖
起时，有大筋竖起，筋内
侧凹陷处

主治：预防咳嗽、胸闷逆气、呕
吐、气喘、咯血、多痰

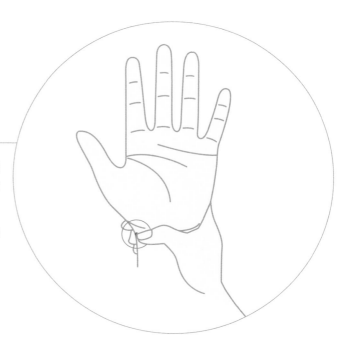

在秋天来临以前祛除身体寒气

每年小暑以后，天气愈发炎热。而且夏季昼长夜短，经常熬夜，睡眠不足，易引起肝脏血流相对不足。

如果运动量不足，小暑时再喝冰冷的饮料，又整日在空调房里工作，便出现"陈寒未去，又添新寒"的情况。由于寒气会沉积，身体被寒气侵袭的地方，易形成气血瘀阻，也就是"寒凝血滞"。若寒气停留在关节，就会产生疼痛；停留在五脏六腑，就易产生肿瘤；停留在筋骨，就会使气血不畅通，不但四肢冰冷，也常会有手脚发麻的症状出现。倘若不在夏日去除寒气，等到秋风一起，天气变冷，寒气会更难去除。小暑时节可以多按压太渊穴养生。

按揉太渊穴可调理久咳不愈

太渊穴位于腕横纹的桡侧，也就是脉搏跳动的地方。

按摩太渊穴可以预防呼吸系统的症状，如咳嗽、气喘、痰多等。按摩太渊穴也可以调理习惯性流鼻血、口干等症。只要轻轻按摩太渊穴，感觉酸胀就可以保养肺脏。

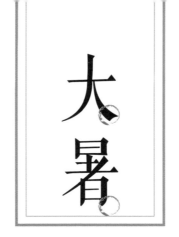

大暑

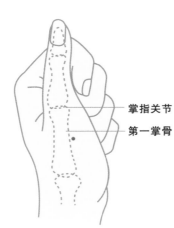

掌指关节
第一掌骨

鱼际穴

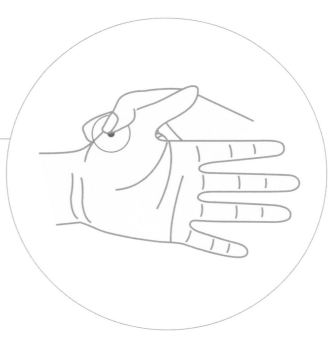

定位：大拇指下方，第一掌骨中点桡侧（既外侧），赤白肉际处

主治：失音、咽喉肿痛、咳嗽、咳血、发热、支气管炎、头痛、眩晕、风寒等

痛经的女性应少食冷饮，避免寒上加寒

大暑是炎热到极点的意思，大地所受的日照最多，高温天气最集中，由于天气酷热，大家更喜欢喝冷饮，但是经期腹部疼痛难受的女性们，应少食冷饮。

中医认为，如果女性有经期或经后腹部疼痛，经色淡红、量少，腰酸，手脚冰冷等症状，属于肾阳虚弱，体质偏寒。如果因为天气炎热而无节制饮用冷饮，就会使身体寒上加寒，经脉运行更不通畅，导致月经来时剧烈疼痛，伴随恶心呕吐、大汗淋漓，甚至昏迷。

按摩鱼际穴可帮助皮肤排毒

鱼际穴在大拇指下方，手心与手背交接处，为手太阴肺经的穴位。中医认为，经常按摩肺经的鱼际穴有助于皮肤排毒，促进脸部肌肤的血液循环。可以用一只手的大拇指，按压在另一只手的鱼际穴，缓缓按摩。

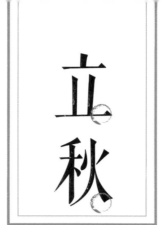

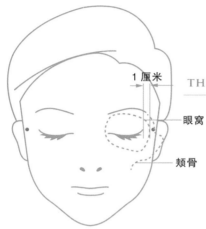

1 厘米

眼窝

颊骨

THE BEGINNING OF AUTUMN

8月7、8或9日

阳历

瞳子髎穴

定位：距眼外眦 1 厘米

主治：去除眼角皱纹，缓解头痛、
目赤、目痛、迎风流泪等症

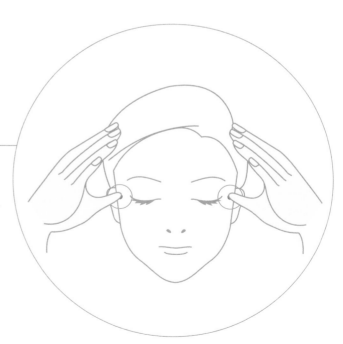

天气变得忽冷忽热，注意预防感冒

立秋时节应"早睡早起，与鸡俱兴"。早睡以顺应阳气收敛，早起为使肺气得以舒展，且防收敛之太过。

立秋乃初秋之季，暑热未尽，虽有凉风时至，但天气变化无常。这时候即使在同一地区也会出现"一天有四季，十里不同天"的情况。体质偏寒的人原本身体的代谢功能比较弱，对外界细菌、病毒的抵御能力相对比较差，因此宜针对忽冷忽热的天气及时添减衣服，否则极易受凉感冒。

按压穴位有助于治疗眼疾、防止眼角皱纹

瞳子髎穴距外眼角 1 厘米处，找穴位时可采用正坐或仰卧的姿势。立秋时节按压此穴，可以促进眼部血液循环，调理常见的眼部疾病，并可以去除眼角皱纹。

中医认为，子时是夜里十一点到一点，是人体的胆经运行的时间，也是阳气准备开始产生的时刻。人在这个时候开始慢慢有精神。有过熬夜经历的人都知道，晚上九点到十点的时候会感觉非常困，但是过了晚上十一点反而觉得自己变精神。所以，在子时如果不睡觉，很容易出现失眠症状，也影响全身脏腑的运动。脏腑运行顺畅，人体胆气就够，胆量就足。

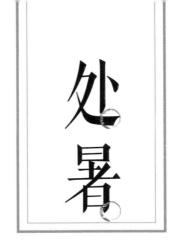

处暑

THE END OF HEAT

8 月 22、23 或 24 日

阳历

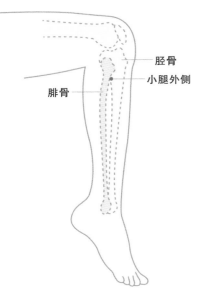

胫骨
小腿外侧
腓骨

阳陵泉穴

定位：膝盖斜下方，小腿外侧
腓骨小头前下方凹陷处

主治：肩周炎、落枕、膝关节
炎等

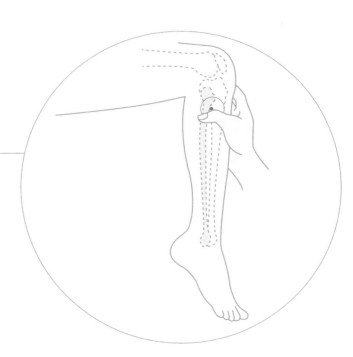

天气由热转凉，调整起居作息

处暑节气正是处在天气由热转凉的交替时期，自然界的阳气由疏泄趋向收敛，人体内阴阳之气的盛衰也随之转换，此时起居作息要做出相应地调整。平时身体代谢比较差、抵抗力弱、体温不足、手脚常冰冷、脸色苍白、贫血怕冷的人，在这个阳气即将衰退的阶段，应好好把握即将收涩的阳气，归为身体所用。

调理习惯性便秘，改善筋骨不适

处暑时节，每天早晚按压阳陵泉穴 3 分钟，有助于利肝胆、清湿热、强筋骨、保肠胃，可以缓解关节炎、肩周炎、运动伤害、扭拉伤、落枕等症状。

同时，吃些清热安神的食材与性凉多汁的蔬果，如银耳、莲子、菠菜、芝麻、番茄、冬瓜、香蕉等。少食辣椒、烧烤等辛辣热的食物，以免出现秋燥的症状。为即将到来的冬天预先调理保养。

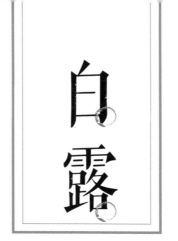

白露

WHITE DEW

9月7、8或9日

阳历

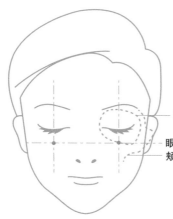

眼窝

眼窝下缘中央
颊骨

承泣穴

定位：眼球正下方，眼眶骨凹陷处

主治：消除黑眼圈，治疗近视、口
眼歪斜

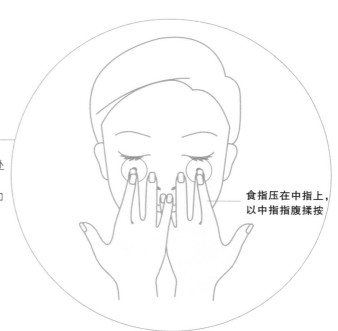

食指压在中指上，
以中指指腹揉按

天气由热转凉，调整起居作息很重要

白露是全年昼夜温差最大的一个节气。俗谚说："白露身子不露，免得着凉泻肚。"这就是提醒人们早晚要预防着凉，尤其是要注意腰腹部。

体质偏寒的人早晚要多添加衣服，夜里睡觉要盖好薄被，外出游玩时不宜露宿，尤其是晚上。因为夜晚是阴，露水也是阴，容易伤害阳气。此节气是过敏、呼吸系统及胃肠道疾病的高发期。

按摩承泣穴，可调养肠胃

足阳明胃经的运行从眼睛下方的承泣穴开始，往下一直到脚中趾，是调理肠胃的经络。白露时节，按摩承泣穴，对秋天的肠胃调理及全身的气血循环，都有帮助。不论是肠胃兴奋的痉挛疼痛、胃酸过多，还是肠胃虚弱的呕吐、腹泻、消化不良，甚至与精神相关的疾病，如忧郁、烦躁等，都可以通过胃经的调理，获得一定程度的改善。

承泣穴位于眼睛下方，有助于治疗近视、夜盲、远视等常见的眼部疾病。

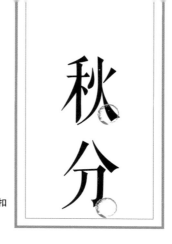

秋分

大拇指向后扣

小指第二
关节处即
是足三里穴

THE AUTUMN EQUINOX

9 月 22、23 或 24 日

阳历

足三里穴

定位：外膝眼下四横指，胫骨
　　　边缘

主治：调节身体免疫力，增强
　　　抗病能力，调理脾胃，
　　　补中益气，通经活络，
　　　疏风化湿，扶正祛邪

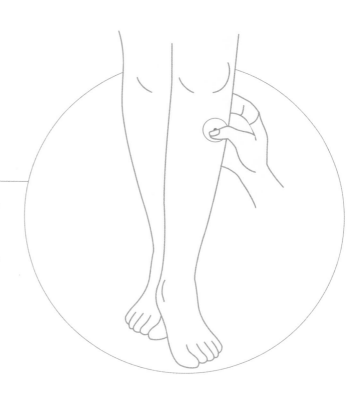

体质偏寒的人，要注重脾胃调理

秋分时节，大部分地区已经进入凉爽的秋季，南下的冷空气与逐渐衰减的暖湿空气相遇，气温也随着一次次降水而一次次下降，已经到了"一场秋雨一场寒"的时候。

秋分时节，体质偏寒的人在起居上尤其要注意护理肠胃，以防胃病发生。进入秋分时节，冷空气会逐渐增强，气候变化极大，昼夜温差悬殊。人体受到冷空气刺激后，胃酸分泌增加，肠胃会发生痉挛性收缩，抵抗力和适应性降低。另外，由于天气转凉，人体食欲旺盛，胃和十二指肠的负担加重，也容易导致胃病发生。

中医认为，受到寒凉就容易腹泻的人，是属于寒邪克胃、寒湿困脾，是自身肾阳亏虚、中虚脏寒等引起。所以体质偏寒的人在秋分时节应注重"固护脾阳、益气健胃"。

养生必谈足三里穴

足三里穴是足阳明胃经的主要穴位之一，是一个强壮身心的大穴，经常按摩足三里穴有调节身体免疫力、增强抗病能力、调理脾胃、补中益气、通经活络、疏风化湿、扶正祛邪的作用。

足三里穴位于外膝眼下四横指、胫骨边缘。找穴时，左腿用右手，右腿用左手，以食指第二关节沿胫骨上移，至有突出的斜面骨头阻挡为止，指尖处即为此穴。

足三里的"三里"，有诸多说法。一说位于膝下三寸，因此称"三里"。一说"三里"指理上、理中、理下。胃在腹的上部，当胃胀、胃脘疼痛的时候就要"理上"，按足三里要同时往上方按；当腹部正中出现不适，就需要"理中"，此时往内按就行了；小腹在肚腹的下部，当小腹疼痛，按住足三里的同时往下方按，叫"理下"。有人认为足三里能缓解膝腿疼痛，对于下肢容易疲劳、不能走路的人，按压后可以让走不动的人，再走三里路。

在秋分这个大地处于阴阳和谐平衡的时节，好好揉按足三里，能让身体更强壮。

按压足三里穴调节免疫功能

体质虚弱的人在秋分时节尤其可以通过按摩足三里穴来养生。临床医学发现，刺激足三里穴可以直接引起胃的变化，使痉挛的胃体得以舒张，或使处于放松状态的胃体收紧，有助于增加细胞吞噬作用，调节自身免疫功能。

由此可见，足三里穴有三个特点：一是双向调节；二是止痛，比如胃痛时持续点按此穴，便能起到缓解疼痛的效果；三是调节自身免疫功能，抵御细菌、病毒的攻击。

穴位按摩养生笔记

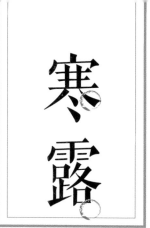

寒露

COLD DEW

10 月 8 日 或 9 日

阳历

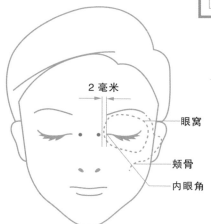

2 毫米

眼窝

颊骨

内眼角

睛明穴

定位：眼睛和鼻梁之间凹陷处

主治：目赤肿痛、目眩、近视、夜盲

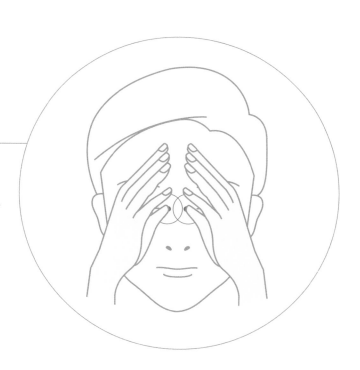

体质偏寒的人，要注意脚部保暖

寒露时节，天气明显变得寒意逼人。俗话说："寒露脚不露。"两脚距离心脏最远，最容易感受寒冷的刺激，如果脚受凉，就会影响到呼吸道黏膜的收缩。冷空气对呼吸道本来就是一种刺激，所以寒露时一定要严防"寒从足生"。

按摩膀胱经可帮助脂肪代谢

膀胱经为排毒通路，从内眼角的睛明穴开始运行，经过头顶、脊椎两侧，一直到脚的小趾外侧。现代人经常久坐，容易影响膀胱经的循环。膀胱经与体内脂肪代谢相关，如果循环不良，容易在臀部、大腿后侧堆积赘肉，导致局部肥胖，影响身体健康。

揉按睛明穴，活络全身气血循环

寒露之时，寒气渐盛，毛孔闭塞，建议此时可以按摩眼睛和鼻梁之间凹陷处的睛明穴来保健身体。按摩时，可以闭上双眼，先用温热的毛巾轻敷眼周，接着用两手大拇指按住睛明穴，以一秒一下的频率连续按压一分钟。

"睛明"的意思是指，眼睛接受膀胱经的气血而变得光明。此穴是足太阳膀胱经上的第一穴位。经常揉按此穴可以减轻眼睛周围的疼痛或缓解视疲劳等症状，按摩膀胱经穴位还有助于全身气血的循环。如此，便能强健身体，调节免疫功能及增强抗病的能力。

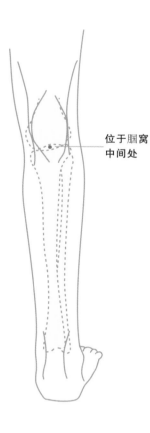

位于腘窝
中间处

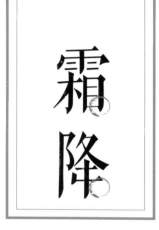

霜降

FROST'S DESCENT

10 月 23 日或 24 日

阳历

委中穴

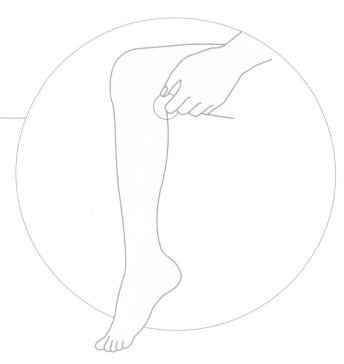

定位：腘横纹中点，两筋凹陷处

主治：提振膀胱经活力，疏通
腰背部的气血，活络整
个背部

注重胃部保暖工作

霜降时节是慢性胃炎、十二指肠溃疡发作的高峰期。中医认为，肠胃疾病的发生，不仅与饮食不干净、吃生冷的食物有关，天气冷也会影响人体的肠胃神经功能。

天冷的时候，食欲比较好，容易增加肠胃的负担，若原本有胃溃疡的情况，就更不容易愈合。外界的气温偏低，会影响肠胃黏膜的血液循环，营养供给减少的情况下，旧的溃疡便不易愈合，新的溃疡更容易产生。

所谓"十个胃病九个寒"，在季节交替的霜降时节，要特别注意肠胃的御寒工作。

拍委中穴，膀胱经排毒更顺畅

委中穴是膀胱经的大穴。经穴歌诀里有"腰背委中求"的说法，是说后背、腰部的病痛都可以用委中穴来解决。膀胱经是身体的排毒管道，委中穴是这个管道的排污口，经常拍一拍这个穴位，能让膀胱经的排毒功能更顺畅。

膀胱经从内眼角开始，沿着头顶向身体的背部一直向下走到脚，是一条又大又宽的经络，既能防御外邪，又具有排毒功能。维持膀胱经的通畅，相当于维持身体的健康。坐在椅子上，可以用手掌拍打后腘窝的正中点，即委中穴的位置。

霜降时节，按摩委中穴能够让整个膀胱经充满活力，更能疏通腰背部的气血，达到保养身体、活络整个背部的效果。

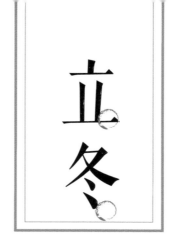

立冬

THE BEGINNING OF WINTER

11月7日或8日

阳历

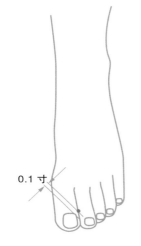

0.1 寸

大敦穴

定位：大脚趾（靠第二趾侧）甲根边缘 0.1 寸处

主治：使头脑清晰，眼睛明亮，心情放松

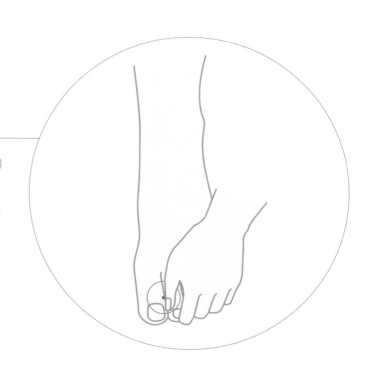

偏寒体质的人要固养阳气

立冬时节，白天越来越短，此时地表还残存一定的热量，所以还不是太冷。在晴朗无风的时候，如同小阳春般温暖的天气，不仅舒适宜人，对人体健康也非常有利。立冬之后，大自然的阳气渐渐减弱，人体没有阳气将会失去新陈代谢的活力，所以在立冬时节，要特别注意固养阳气。

按压大敦穴舒缓肝脏，提升睡眠品质

"肝者，将军之官，谋虑出焉"，意思是说，肝是保卫人体正气的大将军。大敦穴为肝经的重要穴位，位于大脚趾甲根边缘0.1寸处。大敦穴舒缓肝气的效果不错，同时能缓解焦躁情绪。因此，经常按压大敦穴，有助于使头脑清晰、眼睛明亮。指压时，用力强压五秒钟，再慢慢吐气。每天睡前按压大敦穴1分钟，有助于放松身心，享受一夜好眠。

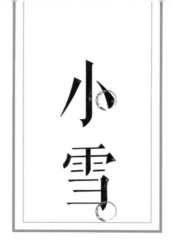

小雪

LESSER SNOW

11 月 22 日或 23 日

阳历

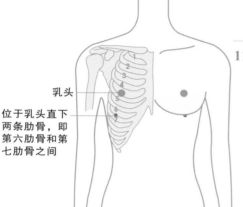

乳头

位于乳头直下
两条肋骨，即
第六肋骨和第
七肋骨之间

期门穴

定位：胸部，乳头直下两条肋骨，
　　　即第六肋骨和第七肋骨之间

主治：胸胁胀满疼痛、呕吐吞酸、
　　　腹胀腹泻、饥不欲食、胸
　　　热喘咳

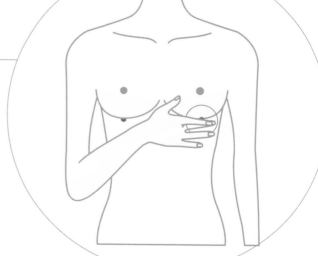

注重头部保暖，避免寒气伤身

小雪和雨水等节气一样，都是反映降水的节气。小雪节气虽冷，但还没到严冬，很多人这时不注意头部的保暖，不习惯在温度骤降时戴帽子、围巾。

中医认为，"头为诸阳之会"，也就是说，头部是阳经汇聚的重要部位，不注意保护，外邪就容易伺机伤及全身。头部与人体热平衡相关，人体内的热量常从头部大量向外散发。

体质偏寒的人，头部的阳经更需要积极地保暖，在小雪时节如果只穿衣服不戴帽子，就好比是保温瓶装满热水，但忘了盖上盖子，热量还是会直接从头部流失。

按摩期门穴，恢复肝脏健康

期门穴为肝经的要穴，是脏腑之气汇聚于胸腹部的特定穴位。这个穴位与脏腑接近，经常用来治疗脏腑方面的疾病。

期门穴相当于肝的幕僚，《伤寒论》认为期门穴为疏泄肝胆的首选穴位，对调理肝脏有很好的效果。临床上，经常按摩期门穴可用于肝炎辅助治疗。

期门穴位于胸部，乳头直下第六肋骨与第七肋骨间，前正中线旁开 4 寸处，主治胸胁胀满疼痛、呕吐吞酸、腹胀泄泻、饥不欲食、胸热喘咳等症。

每天按摩期门穴 3 分钟，能帮助肝气恢复。寒性体质的人，需要补养肝脏；热性体质的人，则需要清肝火，使心情平和。

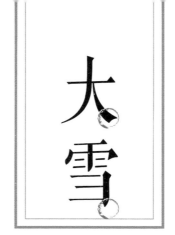

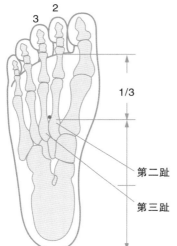

GREATER SNOW

12月6、7或8日

阳历

涌泉穴

定位：足底前部凹陷处，第二趾和第三趾趾缝纹头端与足跟连线的前 1/3 处

主治：神经衰弱，肾脏病，咽喉痛，失眠，高血压，糖尿病等

3 2

1/3

第二趾

第三趾

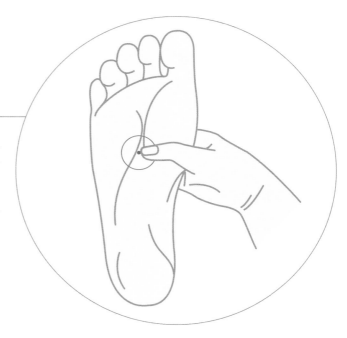

到了"进补"的时节

从中医养生学的角度看，大雪已到了"进补"的大好时节。中医认为，健康长寿靠气血，因为这两样是生命的基础，内脏都要靠气来推动，靠血来营养。气血调和则五脏安，气血不和则疾病生。

在大雪时节，因为气温逐渐降低，风雪越来越频繁，寒邪与风邪容易作祟。体质偏寒的人，体内本身血液循环就差，风寒湿邪很容易在此时侵入人体，更容易导致关节僵硬，容易引发肩周炎等。

因大雪时节空气湿度很低，气候干燥，又因天气寒冷，人们都会着厚重衣服。偏热体质的人，由于体内的热气不易散发出去，很容易上火。

按摩涌泉穴保养肾脏

体质燥热的人在大雪时节可以多按摩涌泉穴来养生。足底部分布了涌泉等七个肾经的穴位，所以足部与肾有密切关系。

足底最凹陷的地方就是涌泉穴。当你用力弯曲脚趾时，足底前部出现的凹陷处就是涌泉穴。

中医认为此穴和肾相应，按摩涌泉穴，可对肾起到保健作用。刺激涌泉穴，能让肾水增加，上输到阴液。平时虚火亢盛的人，可赤足走路。所谓"天属阳，地属阴"，让涌泉穴接地气可达到养阴的作用。肾阴虚的人尤其应该如此，让地气通过脚部进入肾经，起到养肾阴的作用。

按摩涌泉穴的方法有很多。可以坐在椅子上，将右脚架在左腿上，以右手握着脚趾，再用左手掌摩擦右脚心的涌泉穴，直至脚心发热后，换脚换手按摩。

另外，可以每天晚上临睡前，用热水浸泡双脚，热水以42℃～45℃为宜，浸泡15分钟。接着在床上采用坐姿，双脚自然分开，或双脚盘腿而坐，后用双手自然轻松地拍打涌泉穴，拍到脚底发热为止。

平时最简单的操作方式是踩，即赤脚踩地，缓缓而行，这样就可以在行走时按摩涌泉穴，从而达到养生保健的效果。

第三章

穴位按摩养生笔记

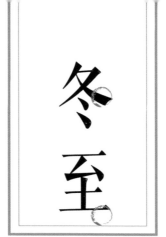

冬至

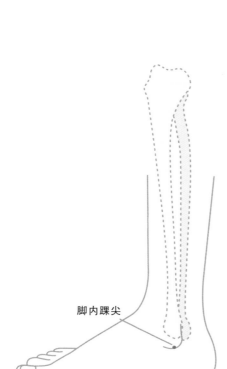

脚内踝尖

太溪穴

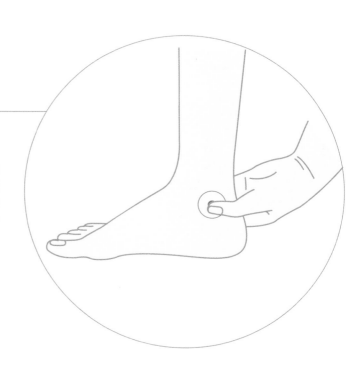

定位：脚内踝后缘凹槽中

主治：肾虚、手脚冰凉、女性月经不调、关节炎、精力不济、手脚无力、风湿痛、牙痛、喉咙肿痛、气喘、支气管炎等

偏寒体质的人要注重培育阳气

对于偏寒体质的人来说，冬至时节寒气、阴气极盛，加上本身阳气偏衰，身体极其怕冷，便更应注意守好阳气，因为元阳成长好坏，对于往后的身体健康情况是非常关键的。所以在冬至时节，更应该把握"冬藏"的特点，好好培育身体的阳气。

多揉揉太溪穴，打通肾脏气血

太溪穴是肾经的腧穴，古代称之为"回阳九穴"之一。经常按摩此穴，可以提高肾气。

太溪穴在脚内踝后缘的凹陷当中。揉太溪穴时，很多人不会痛，尤其是身体虚弱的人，更是什么反应都没有。如果一按太溪穴就凹陷，那么即使不痛也要把它揉到痛，就是要把身体的气血引到脚底的涌泉穴。

按摩太溪穴能够激发、调动身体的活力，然后再将活力储藏到涌泉穴。所以中医建议每天采用的搓脚心、按摩脚底、泡脚等保健方法，目的就是打通肾经，引火归原。

肾虚的人若常足跟痛，可以多揉太溪穴，顺着太溪穴引导肾经的气血。可以用大拇指按揉太溪穴，也可以使用按摩棒按揉，注意力量要柔和，以感觉酸胀为宜。

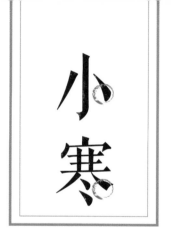

小寒

1月5、6或7日

阳历

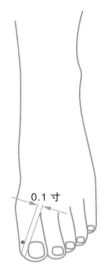

0.1 寸

隐白穴

定位：大脚趾内侧，趾甲角旁开
　　　0.1 寸处

主治：通鼻窍，治疗慢性鼻炎、
　　　鼻出血

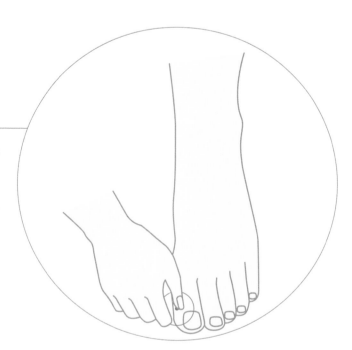

健脾胃的最佳时节

小寒之后，天气开始进入一年中最冷的时候。天气变冷，低温会直接刺激人体的消化系统，如果此时老吃一些生冷、辛辣的刺激性食物或不规律进食，都会使肠胃负担加重。习惯在冬季进补的人，容易在小寒时节发胃病。

一个好的脾胃才能储存粮食，粮食被消化吸收后，才能转变为身体的气血能量，为来年春天的健康打底。在小寒时节好好保养脾胃，就能够增强人体的气血，保持身体的健康。

掐隐白穴调理慢性鼻炎

隐白穴是脾经的重要穴位，位于大脚趾内侧，趾甲角旁开 0.1 寸处。隐白穴最主要的功效是止血，对各种出血症状都能有效地缓解。刺激隐白穴，可以用艾灸。如果没有艾条，也可以用局部热敷的方式来代替。

隐白穴有通鼻窍、调理慢性鼻炎、鼻出血的作用，调理鼻炎的时候可以点按此穴位，通常要用指甲掐一掐才能掐到这个穴位。

多揉按脾经上的隐白穴，也能够达到调理脾胃的目的。

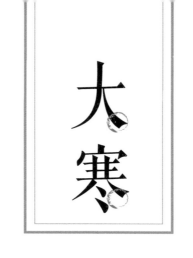

大寒

GREATER COLD

1月20日或21日

阳历

胫骨

胫骨凹处

三阴交穴

定位：足内踝尖向上3寸，胫
骨内侧缘后方

主治：健脾益气、滋补肝肾、
除湿通络

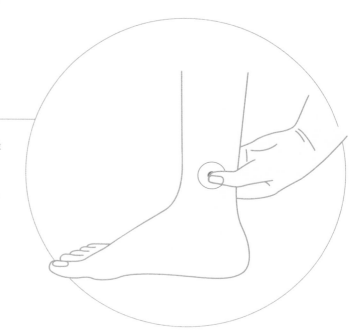

寒性体质的人，要注意膝关节的保健

俗话说："寒从脚起，冷从腿来。"人的腿脚一冷，全身皆冷，直接受邪的就是脚。

由于天气寒冷，偏寒体质的人极容易患膝关节炎，尤其是人到老年，膝关节常年磨损，容易老化。老化后的膝关节容易发生关节炎，造成行动不便。膝关节炎的发生，又与气候变化关系密切。因此偏寒体质的人在大寒时节，要注意膝关节的保健。

大寒时节，寒是主气，偏寒体质的人活动关节时更要加强保暖，别让风、寒、湿邪乘虚侵入身体，引起身体不适。

揉三阴交穴能养颜美容

三阴交穴位于足内踝尖向上3寸，四横指幅宽的位置，即小腿内侧，踝骨的最高点往上3寸处。"三阴交"指的是人体足部的"足太阴脾经""足少阴肾经"及"足厥阴肝经"三条经络在此交会。

脾经掌管消化，肾经主泌尿系统，肝经主排毒，三条经络交会的三阴交穴，具有健脾益气、滋补肝肾、除湿通络等效果，可以保养子宫和卵巢、紧致脸部肌肤，还能调经、去斑、除皱、祛痘。一般建议每天用拇指或食指按压此穴3次，每次持续3分钟，使局部产生酸胀感即可。临睡前以艾灸或热敷该穴，还有镇静安眠的效果。